Marielle Le Roux

Cancer broncho-pulmonaire avec envahissement vertébral

Marielle Le Roux

Cancer broncho-pulmonaire avec envahissement vertébral

Place de la chirurgie

Presses Académiques Francophones

Impressum / Mentions légales

Bibliografische Information der Deutschen Nationalbibliothek: Die Deutsche Nationalbibliothek verzeichnet diese Publikation in der Deutschen Nationalbibliografie; detaillierte bibliografische Daten sind im Internet über http://dnb.d-nb.de abrufbar.
Alle in diesem Buch genannten Marken und Produktnamen unterliegen warenzeichen-, marken- oder patentrechtlichem Schutz bzw. sind Warenzeichen oder eingetragene Warenzeichen der jeweiligen Inhaber. Die Wiedergabe von Marken, Produktnamen, Gebrauchsnamen, Handelsnamen, Warenbezeichnungen u.s.w. in diesem Werk berechtigt auch ohne besondere Kennzeichnung nicht zu der Annahme, dass solche Namen im Sinne der Warenzeichen- und Markenschutzgesetzgebung als frei zu betrachten wären und daher von jedermann benutzt werden dürften.

Information bibliographique publiée par la Deutsche Nationalbibliothek: La Deutsche Nationalbibliothek inscrit cette publication à la Deutsche Nationalbibliografie; des données bibliographiques détaillées sont disponibles sur internet à l'adresse http://dnb.d-nb.de.
Toutes marques et noms de produits mentionnés dans ce livre demeurent sous la protection des marques, des marques déposées et des brevets, et sont des marques ou des marques déposées de leurs détenteurs respectifs. L'utilisation des marques, noms de produits, noms communs, noms commerciaux, descriptions de produits, etc, même sans qu'ils soient mentionnés de façon particulière dans ce livre ne signifie en aucune façon que ces noms peuvent être utilisés sans restriction à l'égard de la législation pour la protection des marques et des marques déposées et pourraient donc être utilisés par quiconque.

Coverbild / Photo de couverture: www.ingimage.com

Verlag / Editeur:
Presses Académiques Francophones
ist ein Imprint der / est une marque déposée de
OmniScriptum GmbH & Co. KG
Heinrich-Böcking-Str. 6-8, 66121 Saarbrücken, Deutschland / Allemagne
Email: info@presses-academiques.com

Herstellung: siehe letzte Seite /
Impression: voir la dernière page
ISBN: 978-3-8416-2551-9

Sommaire

SOMMAIRE...1

LISTE DES ABREVIATIONS...3

RESUME 4

INTRODUCTION 5

    ÉPISTEMOLOGIE 10

    ÉPIDEMIOLOGIE...11

    DEPISTAGE 14

    CLASSIFICATION TNM 15

MATÉRIEL ET MÉTHODES 20

    1.   POPULATION CHIRURGICALE ET CRITERES D'INCLUSION 21

    2.   SELECTION DES PATIENTS..21

    3   BILAN PREOPERATOIRE...22

    4   TRAITEMENTS PERI-OPERATOIRES...23

    5   CRITERES DE RESECABILITE 23

    6   TECHNIQUE OPERATOIRE 23

    7   SUIVI POSTOPERATOIRE 28

    8   ANALYSE STATISTIQUE...28

RÉSULTATS... 30

    1.   SYMPTOMES 31

    2.   DIAGNOSTIC HISTOLOGIQUE ET STATUT PRE-THERAPEUTIQUE 34

    3.   TRAITEMENT D'INDUCTION...34

    4.   INTERVENTION CHIRURGICALE..35

    5.   MORBI-MORTALITE 36

    6.   STAGING POSTOPERATOIRE 37

    7.   TRAITEMENT ADJUVANT..39

    8.   SUIVI...40

DISCUSSION **44**

TUMEURS DU SULCUS SUPERIEUR ET SYNDROME DE PANCOAST-TOBIAS 47

CANCER DU POUMON ET ENVAHISSEMENT VERTEBRAL 51

1. *État des lieux et recommandations* *51*

2. *Sélection des patients : base de données* *55*

3. *Bilan et staging préopératoire* *55*

4. *Quelle induction ?* *60*

5. *Voies d'abord* *63*

6. *Résection en-bloc ou intra-lésionnelle ?* *71*

7. *Irradiation prophylactique cérébrale (IPC)* *73*

8. *Du diagnostic à la chirurgie...* *74*

9. *Traitements à venir* *75*

10. *Devenir des patients* *75*

11. *Limites de cette étude* *76*

CONCLUSION **78**

LISTE DES FIGURES **81**

ANNEXES **84**

BIBLIOGRAPHIE **92**

Liste des abréviations

ADK : Adénocarcinome

ASC : Artère Sous-Clavière

AT : Apophyse Transverse

AV : Artère Vertébrale

CBP : Cancer Broncho-Pulmonaire

CBPC : Cancer Bronchique à Petites Cellules

CBPNPC : Cancer Broncho-Pulmonaire Non à Petites Cellules

CE : Carcinome Épidermoïde

CT : ChimioThérapie

DLCO : Diffusion Libre de mOnoxyde de Carbone

IF : Foramen Intervertébral

LCR : Liquide Céphalo-Rachidien

LID : Lobe Inférieur Droit

LSD : Lobe Supérieur Droit

LSG : Lobe Supérieur Gauche

RT : RadioThérapie

SFCTCV : Société Française de Chirurgie thoracique et Cardio-Vasculaire

T : corps vertébral

TDM : TomoDensitoMétrie (scanner)

TEP : Tomographie par Émission de Positrons

TNM : Tumor = Tumeur, Nodes = Nœuds lymphatiques, Metastasis = Métastases

VEMS : Volume Expiratoire Maximal Seconde

L i l l e   2
Université du Droit
et de la Santé

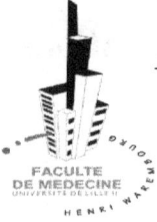

Cancer broncho-pulmonaire non à petites cellules avec envahissement vertébral : place de la chirurgie

- **Contexte** : La place de la chirurgie est controversée dans le traitement des cancers broncho-pulmonaire non à petites cellules localement avancés. A l'instar des tumeurs du sulcus supérieur, des traitements associant chimiothérapie, radiothérapie et chirurgie ont permis des survies prolongées. L'envahissement vertébral reste un facteur de mauvais pronostic. Nous avons voulu évaluer la place de la chirurgie dans les CBPNPC avec envahissement vertébral.

- **Méthode** : Nous avons étudié une cohorte de 20 patients opérés d'un CBPNPC avec envahissement vertébral de 2000 à 2010. Il s'agissait de 20 hommes, d'âge moyen 54 ans (extrêmes 40-79 ans). L'envahissement vertébral intéressait les corps vertébraux, le foramen intervertébral ou l'apophyse transverse. L'objectif principal était d'étudier la survie à long terme et d'en identifier les principaux facteurs pronostiques.

- **Résultats** : 14 patients se présentaient avec une tumeur du sulcus supérieur. Une induction par radiothérapie a été réalisée chez 18 patients (90%), en association avec une chimiothérapie chez 14 patients (70%). Les patients ont tous été opérés d'une lobectomie avec curage radical. Il n'y a pas eu de vertébrectomie totale. La résection vertébrale a consisté en une corporectomie totale (7), une corporectomie partielle (7), une résection du foramen (3) ou de l'apophyse transverse (3). Il y a eu 2 cas d'envahissement vasculaire. La résection a été complète dans 14 cas (70%). La mortalité opératoire était de 5% et 8 patients ont eu une complication majeure. 10 patients ont récidivé, dont 2 localement (10%) et 8 à distance (40%). La survie globale à 5 ans était de 30,3% avec une médiane de survie de 33 mois. En analyse univariée le caractère complet de la résection, la réponse complète à l'induction, le délai entre le diagnostic et la chirurgie et la taille tumorale après induction ont été identifiés comme facteurs pronostiques. En analyse multivariée seul le délai du diagnostic à la chirurgie restait significatif.

- **Conclusion** : La chirurgie des CBPNPC avec envahissement vertébral, au sein d'un traitement multidisciplinaire, permet des survies prolongées, chez des patients sélectionnés. Cette chirurgie doit être réalisée dans des centres spécialisés.

Thèse pour le diplôme d'état de docteur en médecine

Président : Monsieur le Professeur PORTE

Assesseurs :
Monsieur le Professeur SCHERPEREEL, Monsieur le Professeur GRUNENWALD,
Monsieur le Docteur AKKAD, Monsieur le Docteur ZAÏRI, Directeur de thèse

INTRODUCTION

INTRODUCTION

Avec près de 40 000 nouveaux cas estimés en France en 2011, le cancer du poumon est au quatrième rang des cancers les plus fréquents. Le cancer du poumon fait partie des cancers de mauvais pronostic, ceux dont la survie est inférieure à 20% à 5 ans (1). La survie est fortement corrélée au stade de la maladie lors de son diagnostic. Tous stades confondus, la survie à 5 ans est estimée entre 12% (2) et 15% (3).

Très de peu de registres en France ou à l'étranger fournissent des données de survie par stade. En France, ces données sont issues des registres développés par les caisses d'assurance maladie d'Île-de-France à partir des admissions en ALD (Affections de Longue Durée) pour tumeur maligne (étude de cohorte PETRI : Prévention et Épidémiologie des Tumeurs en Région Île-de-France : analyse par stade tumoral) (4). Aux Etats-Unis ces données sont issues du programme SEER (Surveillance Epidemiology and End Results). L'analyse y est menée par niveau d'évolution : localisé, régional et à distance (3). Selon ces sources, la survie des patients pour les cancers diagnostiqués à un stade localisé varie de 32% à 52% (3) (4). Après chirurgie la survie peut atteindre jusque 88% à 5 ans et 74% à 10 ans (5).

La chirurgie reste le traitement de référence du cancer broncho-pulmonaire non à petites cellules localisé. Les taux de survie rapportés dans les stades I, bien plus favorables que dans les stades avancés, peuvent raisonnablement être attribués au traitement chirurgical. En cas de cancers localement avancés la survie à 5 ans est estimée à 22%, cette survie est inférieure à 5% en cas de cancers métastatiques (3)(4). 15 à 30% des cancers broncho-pulmonaire sont diagnostiqués à un stade localisé, 20% à un stade localement avancé et de 40 à 55% à un stade métastatique (1) Le cancer broncho-pulmonaire reste longtemps asymptomatique et ce retard diagnostic explique son mauvais pronostic.

Lorsque le cancer broncho-pulmonaire est localement avancé, (classé T4 dans la classification TNM 2009) ses manifestations cliniques présentent une grande hétérogénéité : l'envahissement par extension ganglionnaire locorégionale ou par extension directe de la tumeur aux structures médiastinales (veine cave oreillette, aorte, carène, trachée et corps vertébraux) peut être responsable aussi bien d'un syndrome cave supérieur, d'hémoptysie, de dyspnée, de toux et expectorations, que de douleurs.

Pour les cancers localisés, la résécabilité reste le premier facteur pronostique et une chirurgie est réalisée chaque fois que possible. Pour les cancers localement avancés, le principe de non-résécabilité est remis en cause par les travaux de nombreuses équipes (6), (7).

Le CBPNPC avec extension vertébrale appartient à cette catégorie de cancer avec envahissement local. Sa prise en charge est un défi captivant. Une présentation clinique caractéristique est représentée par la tumeur du sulcus supérieur responsable d'un syndrome clinico-radiologique de Pancoast-Tobias. Dans sa forme typique ce syndrome associe des signes radiculaires, des signes sympathiques, et des signes osseux.

– Signes radiculaires C8 - T1 : l'atteinte du tronc inférieur du plexus brachial engendre des douleurs postérieures de l'épaule qui peuvent s'étendre à la face interne du bras, de l'avant-bras jusqu'aux deux derniers doigts de la main. Plus tardivement dans l'évolution de la maladie, des atteintes motrices des 4ème et 5ème doigts avec hypotrophie des loges musculaires peuvent survenir.

– Signes sympathiques : l'envahissement du ganglion stellaire se traduit par un syndrome de Claude-Bernard-Horner (ptosis, myosis, énophtalmie anhidrose de tout ou partie de l'hémiface).

➢ Signes osseux : lyse costale de l'arc postérieur des 1ères côtes.

Les étiologies de ce syndrome peuvent être de nature maligne (cancer broncho-pulmonaire, lymphome, cancer de la thyroïde) ou infectieuses (kyste hydatique, tuberculose…).

Dans sa forme typique, le syndrome de Pancoast Tobias apparaît au cours de l'évolution d'un cancer broncho-pulmonaire avec atteinte de contiguïté de la plèvre viscérale et de la paroi thoracique. Dans ce cas, l'exiguïté de l'orifice supérieur du thorax favorise l'envahissement vertébral. Il nous a semblé pertinent d'établir un lien entre cette pathologie connue et opérée depuis près de cinquante ans et les cancers broncho-pulmonaires avec envahissement vertébral au sens large.

Une exérèse chirurgicale élargie peut être proposée dans les tumeurs localement avancées par extension aux structures médiastinales, plus particulièrement aux corps vertébraux.

Le développement de stratégies de traitement multimodal combinant de la chirurgie, la chimiothérapie et la radiothérapie a permis d'obtenir une amélioration significative de la survie et de la qualité de vie de ces patients. L'objet de cette thèse est d'étudier la survie d'une cohorte de patients opérés d'un cancer broncho-pulmonaire T4 par envahissement vertébral dans le service de chirurgie thoracique de l'hôpital Calmette – CHRU Lille et d'en dégager des facteurs pronostiques de survie prolongée.

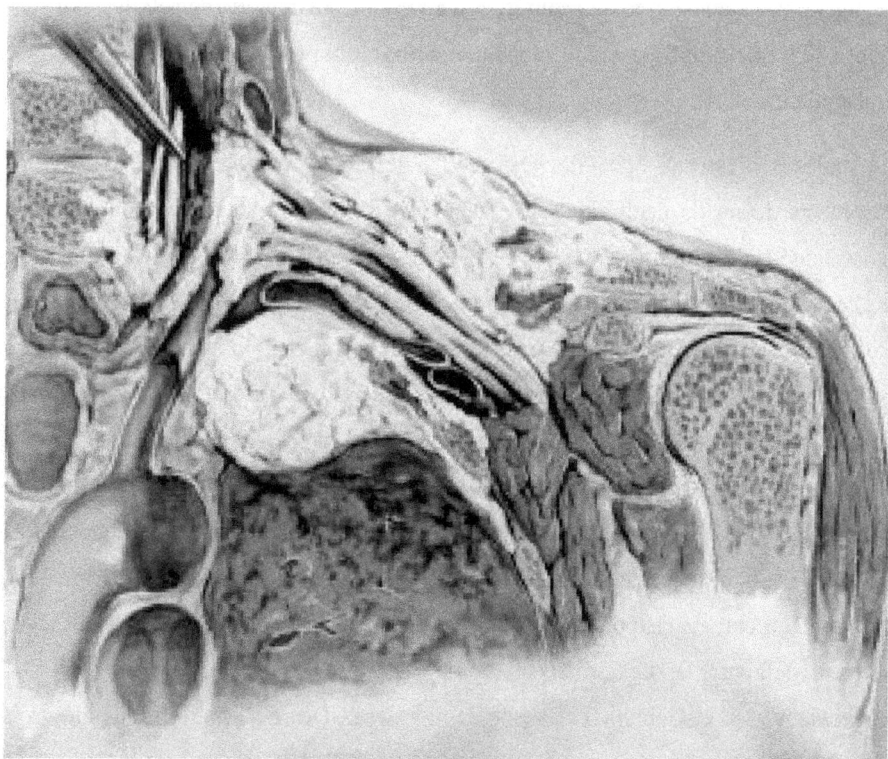

Figure 1 : Tumeur du sulcus supérieur. Envahissement des structures de l'orifice supérieur du thorax : plexus brachial, vaisseaux sous-clavier, côtes, vertèbres in Netter, The CIBA Collection of Medical Illustrations (Vol 7): Respiratory System, Summit, N], CZBA Pharmaceutical Company, 1979.

Épistémologie

Le terme vient du latin *cancer* (crabe, 1372) qui traduit le grec *karkinos* (crabe, mais aussi : pinces, chancre, compas…) (8). Le mot a initialement été introduit dans la langue française comme le quatrième signe du zodiaque, figurant un crabe. Le sens médical de tumeur maligne (1478) a donné lieu à un emploi figuré qui s'est imposé à la fin du XIXème siècle pour désigner toute néoplasie. Puis le mot a pris son essor, désignant par extension toute prolifération anormale, anarchique de cellules. Au sens figuré, le terme signifie « ce qui ronge, qui détruit, qui prolifère de manière anormale et dangereuse » (9).

La maladie n'est pas nouvelle. Des traces de cancer ont été décelées dans des ossements datant du néolithique. En 1935 était découverte au Kenya une mâchoire d'hominidé (la datation se situe entre 1,8 millions d'années et 11.000 ans avant notre ère) portant des lésions interprétées comme ostéosarcome. Gamba a tenté de recenser l'ensemble des tumeurs osseuses retrouvées à ce jour. Il en a comptabilisé (ossements ou momies) 94 au total, soit 28 en Égypte et Nubie, 40 en Europe, 19 aux Amériques et 7 en Asie. Aux recherches archéologiques s'ajoutent les textes anciens. Dans le papyrus dit de « Kahun » (vers - 1900 av. notre ère) a été retrouvée la première description du cancer du col utérin. Au Vème siècle av. J.-C. le mot cancer *karkinos* désigne « une tumeur livide d'où partent des vaisseaux noirâtres prenant l'aspect d'un crabe » (Hippocrate, Aphorismes VI, 38) avec déjà l'idée d'un pronostic souvent défavorable. Le terme est repris par Celse (Ier siècle de notre ère) (*De medicina* V. 28) et Galien (IIème siècle de notre ère). De ce dernier on retiendra trois ouvrages : *Galeni definitiones medicae* (Définitions médicales), *De methodo medendi* (Méthodes de traitement) et *De tumoribus praeter naturam* (Les tumeurs contre nature) où Galien reprend et développe la théorie des humeurs sur le cancer déjà évoquée par Hippocrate et qui vont persister jusque la fin de l'époque moderne. Les indications thérapeutiques données par Galien allaient du recours à la chirurgie à l'administration de plantes médicinales, aux saignées et aux purgatifs, plusieurs passages soulignant l'importance d'un traitement précoce.

Épidémiologie
Incidence & mortalité

Si dans le monde le cancer est supplanté par les maladies infectieuses, il reste, en France et en Europe la première cause de mortalité. Le cancer du poumon est de loin celui qui provoque le plus de décès. En 2011, en France, 39500 nouveaux cas ont été estimés, dont 73% chez les hommes. Le cancer du poumon représente 10,8 % des nouveaux cas de cancers. Cela le situe au 4ème rang des nouveaux cas de cancer tous sexes confondus, 2ème pour les hommes, 3ème pour les femmes. La même année, le nombre de décès a été estimé à 29100, dont 72 % chez les hommes (10) (Annexe 1).

Ces chiffres globaux masquent une disparité entre hommes et femmes : chez l'homme, l'incidence a cessé d'augmenter et la mortalité a diminué depuis les années 2000 alors que, chez la femme, l'incidence et la mortalité augmentent. Ainsi, chez les femmes françaises, l'incidence a augmenté de 9,5 à 17,8% au cours de la dernière décennie et les projections estiment le nombre de décès annuels à 11800 à l'horizon 2019 (8100 en 2011) (11). Ces évolutions contrastées illustrent à la fois l'entrée plus récente des femmes dans le tabagisme et le déclin du tabagisme chez l'homme.

Les survies sont respectivement à 1 an et 5 ans de 46 % et 18 % chez les femmes et de 42 % et 13 % chez les hommes. A 5 ans, la survie diminue en fonction de l'âge : 20 % chez les 15-45 ans, 8 % chez les 75 ans et plus. Dans tous les cas, le pronostic est toujours plus favorable chez la femme que chez l'homme. Dans une étude récente conduite sur 19 507 cas collectés par le réseau des registres français de cancers (FRANCIM = FRANce Cancer Incidence et Mortalité) le cancer du poumon reste une des rares localisations pour laquelle aucune amélioration du pronostic n'a été observée ces dix dernières années (12).

Le tabagisme : facteur de risque identifié de cancer broncho-pulmonaire

Le cancer broncho-pulmonaire est l'une des premières maladies pour laquelle un lien causal avec la consommation de tabac a été montré. Les fumeurs ont un risque de développer un cancer du poumon 20 fois plus élevé que les non-fumeurs. Le tabac est ainsi responsable de près de 90 % des cancers du poumon. Trois facteurs importants liés au tabagisme sont associés au risque de survenue d'un cancer broncho-pulmonaire : la durée du tabagisme, le nombre de cigarettes fumées quotidiennement et l'âge de début du tabagisme. Selon le modèle développé par Doll et Peto, un triplement du nombre de cigarettes fumées par jour multiplie par trois le risque de cancer, alors qu'un triplement de la durée du tabagisme multiplie par 100 le risque de développer un cancer du poumon (13).

D'autres facteurs existent. Une alimentation riche en végétaux exercerait un rôle préventif sur le développement du cancer broncho-pulmonaire. Les résultats les plus probants ont été obtenus dans la cohorte européenne EPIC (European Prospective Investigation into Cancer and Nutrition Study)(14). Fruits et autres végétaux auraient un effet protecteur, en particularité chez les fumeurs (effet anti-oxydant).

Expositions professionnelles et péri-urbaines

Les facteurs environnementaux tels que l'exposition professionnelle à certains agents comme l'amiante ou l'exposition à la pollution (distinction entre zone urbaine et zone rurale par exemple) participent également à l'apparition de la maladie.

Les cancers pulmonaires constituent le contingent le plus important des cancers professionnels. Les étiologies professionnelles représentent en France 12 % des CBP chez les hommes et 6 % chez les femmes (15). Le Centre International de Recherche sur le Cancer de Lyon (CIRC) poursuit une étude permanente et classe les agents en cancérogènes certains (groupe 1), probables (groupe 2), ou possibles (groupe 2B). L'amiante, constitue le premier agent cancérogène responsable du CBP. Après l'amiante, les hydrocarbures aromatiques polycycliques (HAP) sont les agents cancérogènes les plus documentés. S'ils ont été incriminés leur rôle dans la genèse du cancer bronchique n'a pas encore été démontré (16).

D'autres agents cancérogènes tels que les métaux dont le chrome, le nickel, le cadmium et l'arsenic sont ceux dont les effets sont les mieux identifiés puisqu'ils ont fait l'objet d'une cohorte d'études menées en milieu professionnel, surtout en Amérique du nord. En France une étude a été réalisée chez des mineurs d'uranium où il existait une exposition à la fois au radon, à la silice et à la fumée de tabac. Chacun de ces facteurs exerce un effet spécifique sur le risque de cancer broncho-pulmonaire et la conjugaison de ces trois facteurs majorait encore ce risque (17).

La pollution atmosphérique est incriminée en milieu urbain, mettant en cause la combustion des hydrocarbures et les métaux tels que l'arsenic, le nickel et le chrome ou encore les fumées de combustion du bois et du charbon dans les pays à faible revenu.

Urbanisation et mortalité par cancer bronchique sont liées (18). Ainsi, dans une étude réalisée aux États-Unis, après correction statistique liée aux facteurs confondants représentés par le tabagisme et l'exposition professionnelle, le risque de mortalité par cancer broncho-pulmonaire est multiplié par 1,4 dans les villes les plus polluées (19).

Toutefois, le tabagisme et les expositions professionnelles n'expliquent pas la totalité des disparités socio-économiques (20). En effet, les groupes les plus défavorisés sur le plan socio-économique ou les plus isolés géographiquement ont un pronostic plus défavorable.

Déterminants socio-économiques

Des différences de survie socialement déterminées ont été mises en évidence chez des patients avec un cancer du poumon. La majorité de ces études ont été conduites hors de France. Une étude menée à partir du registre de cancer suédois montre une augmentation de 20 % de l'incidence du cancer du poumon chez les travailleurs manuels, hommes ou femmes (21). Les variations de survie atteignaient 10 % à 1 an et 7 % à 3 ans et la probabilité de bénéficier d'un traitement adapté était corrélée avec le niveau d'éducation (22).

En France, des études conduites en population générale ont corroboré ces résultats (23)(24). Aux inégalités sociales s'ajoutent des inégalités territoriales.

Le plan cancer II 2009-2013 qui comprend 5 axes (recherche, observation, prévention-dépistage, soins, vivre pendant et après un cancer) et 3 thèmes transversaux fait de la réduction des inégalités sociales une priorité nationale. L'un des thèmes transversal est de « mieux prendre en compte les inégalités de santé pour assurer plus d'équité et d'efficacité dans l'ensemble des mesures de lutte contre les cancers ». La question du dépistage y est également abordée.

Dépistage

Le cancer du poumon possède les conditions nécessaires pour devenir l'objet d'un programme de dépistage : c'est une pathologie fréquente, la population à risque est bien identifiée et un diagnostic précoce améliore la survie des patients. Longtemps les propositions de dépistage par radiographie standard n'ont pas été concluantes (25), soit par manque de puissance ne permettant pas de mettre en évidence d'impact sur la survie, soit par la présence de biais : biais du temps de devancement (lead-time bias), biais de sélection pronostique (length-time bias), biais de surdiagnostic (overdiagnosis bias) (26) (Annexe 2).

La parution fin 2010 des résultats du National Lung Screening Trial a changé la donne : pour la première fois a été démontrée dans une étude randomisée bien conduite une réduction de la mortalité spécifique par cancer broncho-pulmonaire grâce au dépistage par un scanner trois fois par an (versus radiographie standard). Cette diminution était de 20%. S'y ajoutait une réduction de la mortalité toutes causes confondues de 6,5% (27). Ces résultats permettent d'envisager un dépistage généralisé dans un futur proche. D'autres études sont en cours, comme l'étude Nelson en Belgique et Pays-Bas (28) et UKLS en Grande-Bretagne (29), afin de corroborer ces résultats.

Cependant, dans le cadre des tumeurs bronchiques avec envahissement vertébral, les patients sont le plus souvent symptomatiques au moment du diagnostic.

Classification TNM

La détermination du stade TNM constitue le préalable indispensable à la prise en charge thérapeutique d'un cancer bronchique primitif.

L'idée de classifier les tumeurs en fonction de leur envahissement local, régional et à distance revient à un chirurgien français, M. Pierre Denoix, (1912-1990), chirurgien des hôpitaux de Paris en 1948. Il s'intéressa plus particulièrement à la chirurgie gynécologique et au cancer du sein. M. Pierre Denoix a été le premier à développer à l'Institut Gustave Roussy, dont il deviendra le directeur en 1956, une classification des tumeurs suivant un modèle TNM afin d'uniformiser les échanges au niveau international et de standardiser les traitements (30).

Créée en 1933, l'UICC (Union Internationale contre le cancer) qui a par la suite préféré angliciser son acronyme et s'est ainsi rebaptisée Union for International Cancer Control (31) est une organisation non gouvernementale rassemblant plus de 400 organisations réparties dans 120 pays. Elle a pour vocation d'éditer des recommandations afin d'harmoniser les prises en charge des patients atteints de cancer et ainsi d'assurer à chaque patient les choix des meilleurs traitements. Cette uniformisation permet de définir des critères d'opérabilité, de proposer des schémas thérapeutiques et d'estimer la survie. Cette volonté d'uniformatisation permet également de comparer, en particulier en termes de résultats, les centres entre eux et les différentes modalités thérapeutiques.

Dans les années 1950, l'UICC a réuni un Comité de nomenclature et de statistique des tumeurs, présidé justement par M. Pierre Denoix (il sera président de l'UICC de 1973 à 1978) dont les travaux ont abouti à la publication, entre 1960 et 1967 de 9

15

brochures recensant 23 localisations tumorales. La brochure concernant le cancer du poumon a paru en 1966. En 1968, ces brochures ont été réunies en un seul document, *La Classification des Tumeurs Malignes*, inaugurant une longue liste de classifications TNM des tumeurs malignes (32). La deuxième édition a été publiée en 1974 et la dernière en date, la septième édition a été publiée en 2009.

Émanation d'un chirurgien, cette classification était anatomique. Depuis d'autres champs ont été pris en compte : par exemple, le grade histologique dans les sarcomes des tissus mous, les tumeurs osseuses et le cancer de la prostate ; l'âge et l'histologie dans les tumeurs thyroïdiennes ; les marqueurs sériques dans les tumeurs germinales ; la présence de récepteurs hormonaux dans les cancers du sein.

Actuellement, de nouveaux facteurs, biologiques ou génétiques constituent un champ foisonnant de la recherche en oncologie. Pour l'heure, peu de ces données sont incluses dans les différentes classifications.

La classification TNM du cancer broncho-pulmonaire

En 1973 a paru, sous l'égide de l'AJCC (American Joint Committee of Cancer), une première classification TNM des cancers broncho-pulmonaires basée sur la banque de données de Mountain, chirurgien au MD Anderson Cancer Center à Houston. Celle-ci rassemblait 2155 patients (33). L'UICC a entériné ces propositions lors de la parution de la deuxième édition de son manuel en 1974. Dès 1978 les travaux de Naruke ont établi une cartographie ganglionnaire et ont fait état de l'importance pronostique de l'envahissement ganglionnaire. (34)

Les conférences réunissant tout au long de l'année 1985 les membres de l'AJCC, du Japanese Cancer Committee et de l'UICC ont abouti à un nouveau système international de stadification du cancer broncho-pulmonaire, « New International Staging System for Lung Cancers » : de 1975 à 1982, 3753 patients ont été inclus pour un suivi minimum de 24 mois. Pour chaque combinaison de TNM les survies étaient estimées par des courbes actuarielles. Le temps zéro était la date du premier traitement et les morts péri-opératoires étaient exclues (35).

Cette base de données a été étayée à chaque révision jusqu'à la cinquième édition adoptée en 1997 et qui comprenait alors 5319 patients. Des questions ont été laissées en suspens : nodules multiples, cancers synchrones, envahissement de structures médiastinales, statut ganglionnaire... La sixième édition de 2002 n'a guère apporté de modification.

L'apparition de nouvelles techniques diagnostiques plus affinées, en particulier la tomodensitométrie, les difficultés de classer certains types tumoraux, de même que le développement des approches multimodales avec des drogues plus efficaces et une radiothérapie mieux adaptée, tout cela nécessitait une mise à jour des données issues de cette série monocentrique, chirurgicale, suivie depuis 1975. La classification actuelle, adoptée en 2009, répond donc à un projet d'une toute autre envergure.

Un an après la publication de la cinquième édition, l'IASLC (International Association for the Study of Lung Cancer) mettait sur pied son projet de stadification pour apporter à l'échelle mondiale des données disponibles disposant d'une assise plus large et donc plus solide. Les données ont été récoltées dans 46 centres répartis dans plus de 19 pays. Entre 1990 et 2000 les données de 100 869 patients ont été collectées (CBP primitifs, récidives, autres tumeurs intra-thoraciques). Parmi eux 53% ont été opérés avec ou sans traitement complémentaire. Au total, près de 68000 cas de cancer bronchiques non à petites cellules traités soit par chirurgie, chimiothérapie, radiothérapie ou association de ces traitements ont été colligés (36). Début 2007 ont été publiées des propositions pour une nouvelle classification (37). Le résultat est proche de celui des éditions précédentes. Une tentative d'uniformisation de la cartographie ganglionnaire a également été proposée (38).

La 7ème classification TNM (2009) est rappelée en annexe (Annexe 3).

MATÉRIEL ET MÉTHODES

MATÉRIEL ET MÉTHODES

1. Population chirurgicale et critères d'inclusion

Il s'agit d'une étude rétrospective. La population étudiée a été sélectionnée parmi les patients opérés d'une résection parenchymateuse réglée pour un cancer broncho-pulmonaire primitif dans le service de chirurgie thoracique à l'hôpital Calmette à Lille entre le 1er janvier 2000 et le 31 décembre 2010. Il y a eu 1008 lobectomies pour cancer broncho-pulmonaire primitif effectuées pendant les onze ans de la période d'inclusion.

Le critère d'inclusion était un CBPNPC primitif avec un envahissement vertébral.

L'objet de notre étude a été d'analyser la survie à long terme et d'identifier des facteurs pronostiques chez les patients opérés d'un cancer broncho-pulmonaire classé T4 par atteinte vertébrale (39).

2. Sélection des patients

Toutes les données individuelles ont été recueillies dans les dossiers médicaux des patients. Les informations anatomo-pathologiques sont issues des comptes rendus postopératoires.

2.1 Registre Épithor : Épidémiologie en chirurgie thoracique.

Ce registre national lancé par la SFCTCV (Société Française de Chirurgie Thoracique et Cardio-Vasculaire) en 2003 est à la fois une base de données nationale et locale. Il est rempli sur la base du volontariat par les chirurgiens thoraciques. Les données indexées vont du type d'intervention, de la morbi-mortalité à court et à long terme au type histologique de la tumeur ainsi que l'extension en pré et postopératoire ou à la technique chirurgicale. Chaque dossier contient une cinquantaine d'items dont une quinzaine sont indispensables pour l'initialiser, et seulement quelques uns pour le clôturer (40).

2.2 Base de données locale

Depuis 2008, le service de chirurgie thoracique de l'hôpital Calmette a entrepris de rassembler ses propres données. Dans un premier temps des données de morbi-mortalités ont été colligées. Les résultats histopathologiques sont en passe d'être intégrés.

2.3 Relevés anatomo-pathologiques

Depuis 2000, les comptes rendus histologiques des patients opérés dans le service pour une tumeur maligne du poumon sont conservés par année et par ordre chronologique. Nous avons relevé tous les cancers classés pT4.

3 Bilan préopératoire

Dans le cadre du bilan préopératoire, tous les patients ont bénéficié d'un examen clinique, d'explorations fonctionnelles respiratoires, d'une fibroscopie bronchique et d'un scanner thoracique avec injection de produit de contraste.

L'âge, l'indice de masse corporelle, les paramètres ventilatoires, le statut tabagique, le score anesthésique étaient renseignés.

Le diagnostic histologique de cancer bronchique était obtenu soit par ponction biopsie bronchique ou ponction trans-pariétale.

Le bilan d'extension comprenait une imagerie cérébrale, scanner ou IRM, des coupes hautes de l'abdomen, une imagerie osseuse selon les données cliniques, la scintigraphie osseuse étant progressivement supplantée par la TEP. Depuis 2002 l'usage de la TEP s'est répandu, essentiellement pour caractériser les ganglions médiastinaux et rechercher des localisations à distance. En cas de doute sur un envahissement ganglionnaire médiastinal (N2), une médiastinoscopie était réalisée. L'envahissement du rachis était apprécié par une IRM thoracique et vertébrale. Enfin, une artériographie pour le repérage d'une artère médullaire segmentaire antérieure (artère d'Adamkiewicz) était réalisée.

Les patients étaient considérés comme opérables en regard de paramètres ventilatoires (VEMS et DLCO, reflet de la qualité de la membrane alvéolaire) et d'une aptitude à l'effort suffisants (test des escaliers ± VO2max) :

> VEMS et DLCO prédictifs postopératoires > 40%,
> Test des escaliers ≥ 3 étages,
> VO2max > 20 ml/min/kg.

4 Traitements péri-opératoires

L'ensemble des données concernant les traitements péri-opératoires (chimiothérapie, radiothérapie, chimio-radiothérapie) a été colligé.

Un traitement adjuvant a été proposé par radiothérapie et/ou chimiothérapie en cas de résection incomplète, de découverte per-opératoire pN2, et, pour 1 patient, d'absence de traitement d'induction.

5 Critères de résécabilité

A l'issue du traitement d'induction, tous les patients bénéficiaient d'une nouvelle évaluation radiologique par TDM thoracique et cérébrale ± TEP. Les critères de résécabilité retenus étaient :

– l'absence de progression sous traitement d'induction,
– l'absence d'envahissement N2 à la TEP.
– l'absence de localisation à distance,
– une résection parenchymateuse limitée à un lobe.

6 Technique opératoire

Tous les patients ont été opérés par thoracotomie postéro-latérale élargie selon Shaw et Paulson. La résection pariétale était effectuée en-bloc avec le parenchyme pulmonaire (41). La résection vertébrale était réalisée par les neurochirurgiens par la même voie d'abord.

6.1 Voie d'abord postérieure : thoracotomie postéro-latérale de Shaw et Paulson (42)

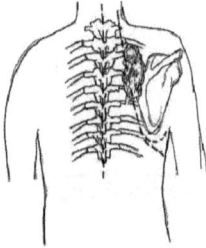

Figure 1 : Thoracotomie postéro-latérale, incision verticale entre les processus épineux et le bord médial de la scapula, de la base du cou au bord inférieur de la scapula

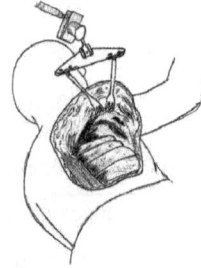

Figure 2 : Exposition du grill costal par élévation de la scapula après section du muscle serratus anterior en avant et des muscles rhomboïdes en arrière

Incision : Patient installé en décubitus latéral. Longue incision inter-scapulo-vertébrale qui s'étend jusqu'à la ligne axillaire antérieure (Fig.1). Section en avant des muscles latissimus dorsi et *serratus anterior*, et en arrière de la partie inférieure du muscle trapèze, des muscles grand et petit rhomboïde et du muscle élévateur de la scapula. Mobilisation de la scapula à l'aide d'un écarteur de type Fruchaud. Ouverture de la cavité pleurale par résection costale un espace sous la tumeur (Fig.2).

<u>Évaluation de la résécabilité</u>

<u>Résection pariétale</u>

- Dissection pariétale supérieure avec section antérieure avec des marges en tissu sain suffisantes. Les pédicules neuro-vasculaires intercostaux sont coupés après ligature.
- Exposition de la 1ère côte en avant par une bascule du bloc tumoral vers le bas : dissection des muscles scalènes antérieur et moyen qui sont sectionnés soit à leur insertion sur la 1ère côte, soit au dessus de la tumeur.

<u>Temps postérieur</u> : en fonction de l'atteinte vertébrale, après protection par un doigt dans la gouttière costo-vertébrale, la côte est désarticulée à sa jonction costo-transversaire ou sectionnée à l'aide d'un ostéotome en avant des processus transverses. A chaque étage suture des paquets vasculo-nerveux pour éviter la fuite de LCR (liquide céphalo-rachidien) (Fig.3).

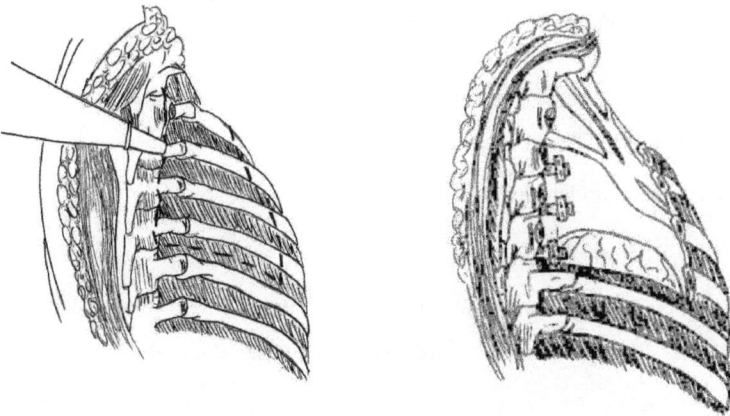

Figure 3 : Parietectomie en-bloc, bord inférieur, antérieur puis supérieur. Résection à la base des processus transverses. À chaque étage, ligature du paquet vasculo-nerveux.

Reconstruction pariétale en fin d'intervention : restitution musculaire +/- plaque de Vicryl° ou de Gore-Tex°.

<u>Dissection du plexus brachial</u> :

La dissection a été réalisée de manière conjointe avec le neurochirurgien. L'envahissement intéresse le plus souvent la racine T1 à sa partie proximale juxtavertébrale. La section a été réalisée au plus près du foramen intervértébral, aidé d'une ligature afin d'éviter toute fuite de LCR. Dans de plus rares cas, la racine C8 était également envahie, nécessitant sa section selon les mêmes modalités au prix d'un déficit sensitivomoteur plus conséquent, principalement au niveau des muscles intrinsèques de la main.

<u>Dissection des vaisseaux sous-claviers</u> :

L'artère sous-clavière est habituellement infiltrée au niveau de ses branches collatérales essentiellement supérieures. Les collatérales comme l'artère thoracique interne, le tronc thyro-cervical, l'artère vertébrale peuvent être réséqués. Il n'est pas nécessaire d'effectuer de reconstruction de la veine sous-clavière en cas d'envahissement de celle-ci. L'artère sous-clavière sera si nécessaire réséquée et reconstruite par une suture directe termino-terminale ou par interposition d'une prothèse vasculaire en PTFE (polytétrafluoroéthylène) d'un diamètre de 6 ou de 8 mm.

<u>Résection parenchymateuse</u> :

Lobectomie standard et curage ganglionnaire radical, puis fermeture sur 2 drains thoraciques de 28 ou 30 Fr (43).

La voie postérieure offre une exposition large sur les apophyses transverses, les foramens, les pédicules et le bord latéral du corps vertébral.

6.2 Temps vertébral

Dans tous les cas rapportés, il a été réalisé une exérèse intra-lésionnelle par voie postérieure. L'envahissement vertébral ne nécessitait ni laminectomie ni stabilisation postérieure et la voie postérieure offre une exposition large sur les apophyses transverses, les foramens, les pédicules et le bord latéral du corps vertébral.

La résection s'est faite par morcellement progressif des zones envahies. Un fraisage était réalisé au besoin pour faciliter la résection des corps vertébraux envahis. Résection des ligaments communs vertébraux antérieurs et postérieurs. L'état de stabilité était apprécié en fin de procédure. Si la résection n'intéressait que les apophyses transverses ou la foramen aucune stabilisation n'était requise. Si la résection intéressait un à deux corps vertébraux, une ostéosynthèse était pratiquée de manière systématique (Fig. 4) :

- remplacement prothétique par cage en titane expansible Te corps (Scientix©), cimentoplastie ou greffe autologue
- plaque visée antérieure

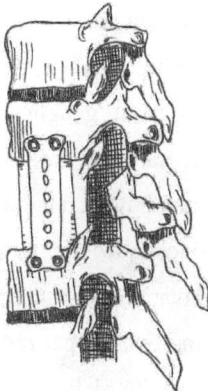

Figure 4 : Remplacement prothétique et plaque vissée antérieure

Si la résection avait intéressé plus de deux corps, une stabilisation postérieure complémentaire aurait également été réalisée. En cas de vertébrectomie totale, un abord postérieur médian est nécessaire. Celui-ci peut se réaliser en décubitus ventral ou latéral.

7 Suivi postopératoire

En postopératoire, l'extension rachidienne, la taille tumorale, le statut ganglionnaire, le type histologique, le caractère radical de la résection, le caractère complet de la réponse au traitement d'induction et les complications ont été colligés.

Le suivi a été complet pour tous les patients. Les renseignements ont été obtenus auprès des médecins qui ont effectué le suivi régulier des patients, pneumologues, oncologues ou médecin traitant et, en dernier lieu, l'état civil.

La mortalité postopératoire a été évaluée à 30 et à 90 jours. Les survies ont été calculées à partir de la date de l'intervention.

8 Analyse statistique

Les taux de survie ont été calculés par des courbes de Kaplan-Meier. Les courbes ont été comparées par un test statistique non paramétrique, le log-rank-test. Suivant les données issues de la littérature l'âge, l'indice de masse corporelle, l'extension rachidienne, la taille tumorale, le statut ganglionnaire, le type histologique, le caractère radical de la résection, le caractère complet de la réponse au traitement d'induction, l'impact d'un traitement adjuvant ont été testés par une analyse univariée afin d'identifier des facteurs pronostiques de mortalité postopératoire. Puis les facteurs significatifs en analyse univariée avec une probabilité d'erreur inférieure à 0,05 ont été soumis à une analyse multivariée par régression logistique par le modèle de Cox. L'ensemble des statistiques a été réalisé à l'aide des logiciels SEM°, fourni par le Dr Fabrice Kwiatkowski et Xlstat°.

RÉSULTATS

RÉSULTATS

Parmi les 1572 résections pulmonaires réalisées dans le service entre 2000 et 2010 pour cancer broncho-pulmonaire primitif, vingt patients ont été opérés d'un cancer broncho-pulmonaire avec envahissement vertébral. Tous étaient des hommes. L'âge moyen était de 54,4 ans (extrêmes 40- 79 ans) ; 4 patients avaient plus de 65 ans.

Les caractéristiques des patients sont détaillées dans le tableau 1.

2 patients avaient des antécédents de cancer (1 cas de cancer de l'œsophage traité par une association chimio-radiothérapie et 1 cas de cancer de l'aryténoïde). Des comorbidités majeures (pathologies cardiovasculaires, diabète) étaient recensées chez 3 patients. Tous les patients avaient un passé de tabagisme, 4 étaient sevrés (20%), 16 étaient fumeurs actifs (80%). L'indice de masse corporel (IMC) moyen était de 23,7 (extrêmes 18-29). Le VEMS moyen était de 2,8l ou 82% (63-104) de la valeur prédite. La DLCO n'a été renseignée que chez la moitié des patients, valeur moyenne 56% (30-84).

1. Symptômes

Tous les patients se plaignaient de douleurs de l'épaule ou de douleurs pariétales. 14 patients présentaient un syndrome de Pancoast Tobias associant au minimum des douleurs caractéristiques : douleur de l'épaule ou du territoire C8 et T1 et tumeur du sulcus supérieur envahissant la 1ère côte. Le signe de Claude Bernard Horner n'était retrouvé que chez un seul patient. Les 6 autres patients se sont présentés avec des douleurs à type de dorsalgies.

Patient	Âge	Histologie	Envahissement vertébral	Taille (cm)	pN	Thérapie néoadjuvante	Chirurgie	Marges	Thérapie adjuvante	Survie (mois)	Récidive Locale	Récidive Distance	Statut
1	40	ADK	T2c, ASC AT1, AT2, RT1	3	2	CT+RT	LSD	R+	Non	3,3	Non	Non	Décédé
2	49	ADK	T2p, T3p AT2, RT1	4	0	RT	LSG	R0	Non	129,1	Non	Non	Vivant
3	79	CE	T2c + AV	5	0	None	LSG	R+	Non	3,6	Non	Non	Décédé
4	51	CE	T2p, T3p RT1,RT2, RT3	3,5	0	CT+RT	LSD	R0	Non	125,1	Non	Non	Vivant
5	42	ADK	T3p, IF 2-3, 3-4 AT3, RT3	4	0	RT	LSD	R0	Non	123,3	Non	Non	Vivant
6	65	ADK	T2p, T3c IF2-3 AT3, RT1, RT3	8	3	RT	LSD	R+	Non	7,4	Non	Oui	Décédé
7	61	ADK	T5c, T6p (T4f)	1,5	0	RT	LSD S6	R0	CT	89,7	Non	Non	Vivant
8	52	ADK+CPC	T5c, T6c	3	0	CT+RT	LSD S6	R0	CT	29,4	Non	Oui	Décédé
9	67	ADK	AT1, AT2, AT3	4,2	0	CT+RT	LSG	R0	Non	14,3	Non	Oui	Décédé
10	51	ADK	T1c, T2c, rT1	3,2	3	CT+RT	LSD	R+	Non	49,7	Oui	Non	Décédé

Tableau 1 : Caractéristiques descriptives des 20 patients. ADK = adénocarcinome, CE = carcinome épidermoïde, CBPNPC = cancer broncho-pulmonaire non à petites cellules, CBPC = cancer bronchique à petites cellules. T = corps vertébral ; c = corporectomie complète, p = corporectomie partielle ; AT = apophyse transverse ; IF = foramen intervertébral ; ASC = Artère Sous-Clavière ; AV – Artère Vertébrale ; CT = chimiothérapie, RT = radiothérapie. LSG = lobe supérieur gauche, LSD = lobe supérieur droit, LID = lobe inférieur droit. R0 = résection complète ; R1 = maladie microscopique résiduelle.

Patient	Âge	Histologie	Envahissement vertébral	Taille (cm)	pN	Thérapie néoadjuvante	Chirurgie	Marges	Thérapie adjuvante	Survie (mois)	Récidive Locale	Récidive Distance	Statut
11	59	ADK	T2p, IF1-2, AT1, AT2, RT1	3,5	0	CT+RT	LSG	R+	CT	45,4	Non	Oui	Décédé
12	51	CBPNPC	IF 1-2, AT2	2,5	0	CT+RT	LSD	R0	CT	37,8	Non	Oui	Décédé
13	48	ADK	T1p, T2p, RT1	10	0	CT+RT	LSD+ S6	R0	Non	2,7	Non	Oui	Décédé
14	46	CBPNPC	T4p	3	0	CT+RT	LSG	R0	RT	66,6	Non	Non	Vivant
15	51	ADK	T1c, T2c, RT1	4	1	CT+RT	LSG	R0	Non	18,7	Non	Oui	Décédé
16	45	ADK	IF 2-3, 3-4 AT2, AT3, AT4,	4	0	CT+RT	LSG	R0	Non	34,1	Non	Non	Décédé
17	54	ADK	AT2, RT1	2,8	2	CT+RT	LSD	R0	CT	17,7	Non	Oui	Décédé
18	53	ADK	IF 1-2, AT1	3,5	0	CT+RT	LSD	R+	RT	16,6	Non	Oui	Décédé
19	69	CE	AT8, AT9, RT9	4	1	None	LID	R0	CT+RT	31,3	Non	Non	Vivant
20	55	ADK	T2p, AT2, AT3	1	0	CT+RT	LSD	R0	CT	18,7	Non	Non	Vivant

Tableau 1 : Caractéristiques descriptives des 20 patients. ADK = adénocarcinome, CE = carcinome épidermoïde, CBPNPC = cancer broncho-pulmonaire non à petites cellules, CBPC = cancer bronchique à petites cellules. T = corps vertébral ; c = corporectomie complète, p = corporectomie artielle ; AT = apophyse transverse ; IF = foramen intervertébral ; ASC = Artère Sous-Clavière ; AV – Artère Vertébrale ; CT = chimiothérapie, RT = radiothérapie. LSG = lobe supérieur gauche, LSD lobe supérieur droit, LID = lobe inférieur droit. R0 = résection complète ; R1 = maladie microscopique résiduelle

2. Diagnostic histologique et statut pré-thérapeutique

Un diagnostic histologique a été obtenu chez 18 patients (90%) par ponction trans-pariétale (n=10 ; 56%), biopsie bronchique (n=4 ; 22%), médiastinoscopie (n=1), VATS (n=1), biopsie trans-oesophagienne (n=1), non renseigné (n=1).

Chez les 2 patients n'ayant pas de diagnostic préopératoire, un a eu des biopsies qui sont revenues négatives, l'autre n'a pas eu de traitement d'induction, le compte-rendu anatomopathologique de la pièce opératoire confirmant *a posteriori* le diagnostic présumé de cancer et l'envahissement rachidien.

Les patients étaient répartis en stade cIIB (envahissement suspecté, diagnostic rétrospectif) (1), cIIIA (15) et cIIIB (4).

3. Traitement d'induction

Sur les 20 patients, 18 ont bénéficié d'un traitement d'induction (90%).

Parmi eux, tous ont reçu de la radiothérapie néo-adjuvante, seule (n=4) (avant 2005) ou associée à une chimio-radiothérapie (n=14). Les doses de radiothérapie ont varié de 30 à 60 grays (30 Gy n=6 ; 45 Gy n= 10 ; 60 Gy n=1 ; NR n=1) avec une moyenne de 40 Gy. Deux schémas de radiothérapie ont été utilisés : split-course (hyperfractionnée) en cas d'induction par radiothérapie seule ou normofractionné en cas de chimiothérapie associée.

Les 14 patients qui ont bénéficié d'une chimiothérapie néo-adjuvante ont reçu en moyenne 2,5 cures (2-4) : 9 patients ont eu 2 cures (45%), 4 patients ont eu 3 cures (20%) et 1 patient a eu 4 cures (5%). La chimiothérapie a toujours été double associant un sel de platine à l'étoposide (VP16°) pour 7 patients (35%), au docetaxel (Taxotère°) pour 5 patients (25%) et non renseigné pour 2 patients (10%). Elle a toujours été associée à la radiothérapie.

Les patients qui ont bénéficié du traitement d'induction maximal (chimio-radiothérapie) étaient significativement plus jeunes : 51 ans vs 60 ans, (p = 0,048) (Fig. 1)

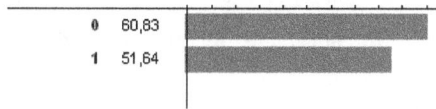

Figure 1 : Âge et induction. Abscisse = âge. 0 = absence d'induction ou radiothérapie. 1= chimio-radiothérapie

Un patient n'a pas reçu d'induction car il avait déjà été traité par chimio-radiothérapie pour un cancer de l'œsophage. Un autre a été opéré d'emblée, l'envahissement vertébral n'ayant pas été diagnostiqué avant l'intervention.

Le délai moyen entre le diagnostic et la chirurgie était de 4 mois (1,3 à 7,6).

4. Intervention chirurgicale

Tous les patients ont bénéficié d'une thoracotomie postéro-latérale selon Shaw et Paulson. Dans un cas celle-ci a été associée à une approche antérieure par cervicotomie première afin de s'assurer de la résécabilité tumorale. Dans un autre cas l'incision a débuté par une voie médiane postérieure, prolongée par une thoracotomie postéro-latérale.

2 résections vasculaires (10%) ont été effectuées par voie postérieure : un cas de résection anastomose directe par suture directe termino-terminale de l'artère sous-clavière, un cas de résection de l'artère vertébrale.

Tous les patients ont bénéficié d'une lobectomie, associée à une pariétectomie en-bloc.

En moyenne 3 côtes étaient réséquées (1-4) : 2 patients (10%) ont eu 1 côte réséquée ; 4 patients, 2 côtes (20%) ; 5 patients, 3 côtes (25%) et 9 patients, 4 côtes (45%).

Il n'y a pas eu de vertébrectomie totale. 14 corporectomies partielles (n=7) ou totales (n=7, avec 3/7 sur 2 étages) ont été réalisées, 3 fraisages du foramen intervertébral et 3 résections de processus transverses.

En cas de corporectomie totale, la reconstruction a été réalisée par cimentoplastie, prothèse vertébrale, greffon autologue, iliaque ou costal.

5. Morbi-mortalité

La durée moyenne de l'hospitalisation était de 27,5 jours (10-102). La mortalité à J30 s'élevait à 5% (1 patient) et 10% à J90.

12 patients ont présenté des complications (60%), nécessitant un transfert en réanimation dans la moitié des cas (30%), 3 réinterventions (15%). Ces complications étaient infectieuses (n=8 ; pyothorax, pneumopathie), neurochirurgicale (n=1 fuite de LCR se manifestant par une hypotension intracrânienne, associée à une impaction de la cimentoplastie. La stabilité étant suffisante d'après les données de l'imagerie, il n'y a pas eu de réintervention), cardiaques (fibrillation atriale, embolie pulmonaire) (n=3), et 1 fistule œso-trachéale (Tableau 2).

Tableau 2 : Complications majeures

Patient Âge	Type de complication	Transfert réa.	Conséquences	Mortalité hospitalière
1 = 40	Fistule oesotrachéale, pyothorax	x	Réintervention	décès
2 = 49	Pyothorax		Drainage	
3 = 79	EP, ventilation prolongée	x		
4 = 65	Neurochirugicale			
5 = 61	SDRA, ventilation prolongée	x		
6 = 67	Pyothorax	x	Réintervention	
7 = 48	SDRA, ventilation prolongée	x	Trachéotomie	Décès
8 = 51	fistule broncho-pleurale,	x	Réintervention	

La durée d'hospitalisation et la mortalité hospitalière sont corrélées à la résection vasculaire (Fig. 2).

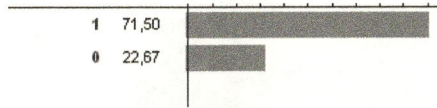

Figure 2 : Morbidité de la résection vasculaire. Abscisse : durée d'hospitalisation. 0 = absence de résection vasculaire. 1 = résection vasculaire (p = 0,032).

Les séjours en réanimation ont été plus fréquents chez les patients récemment sevrés de leur tabagisme (p = 0,005).

6. Staging postopératoire

À l'examen histologique définitif on dénombrait 15 adénocarcinomes (75%), 3 carcinomes épidermoïdes (15%) et 2 cancers bronchiques peu différenciés (10%). Un envahissement ganglionnaire était identifié chez 6 patients (30%) :

– 2 pN2 (10%) monosite correspondant à une skip métastase chez un patient.

– 2 pN3 (10%) monosite correspondant chaque fois à une skip métastase.

En conséquence, le staging postopératoire était sensiblement modifié par rapport au statut préopératoire : 4 patients étaient de stade pIIIB (20%) et 16 patients étaient de stade pIIIa (80%) : 1 patient est passé du stade IIB à IIIA (Tableau 3 & Fig. 3).

Tableau 3 : Modification des stades TNM

patients	cN	cTNM	ycN	pN	pTNM	Survie (mois)
1	2	IIIB	2	2	IIIB	3
2	2	IIIB	0	0	IIIA	125
3	0	IIIA	0	3	IIIB	7
4	2	IIIB	0	0	IIIA	14
5	0	IIIA	0	3	IIIB	49
6	2	IIIB	0	2	IIIB	17

Légende : N : statut ganglionnaire cN = préthérapeutique, ycN = post-induction, pN = pathologique

Stades pathologiques

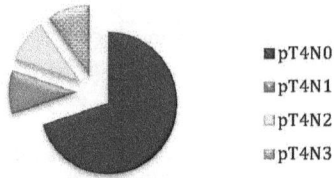

- pT4N0
- pT4N1
- pT4N2
- pT4N3

Figure 3 : Répartition par stades pathologiques

La résection a été complète chez 14 patients, soit un taux de résection R0 de 70%. Parmi eux, 11 étaient de stade IIIA et 3 de stade IIIB. Les 6 autres patients présentaient une maladie microscopique résiduelle (R1).

La réponse à la thérapie d'induction était :

- complète : absence de cellules viables chez 5 patients (25%),
- partielle : nécrose tumorale entre 90 et 99% chez 5 patients (25%),
- absente chez 10 patients (50%).

En cas d'adénocarcinomes l'envahissement vertébral était moins important (atteinte du corps vertébral 26 vs 40%, $p = 0,013$; et nombre de vertèbres 1,1 vs 1,6, $p = 0,029$).

La taille moyenne des lésions était de 3,1 cm (0-10). La comparaison de la taille mesurée au TDM avec celle de la lésion après exérèse nous permet d'identifier une relation inversement proportionnelle entre la dose totale d'irradiation néoadjuvante et la régression de la taille tumorale (Fig. 4).

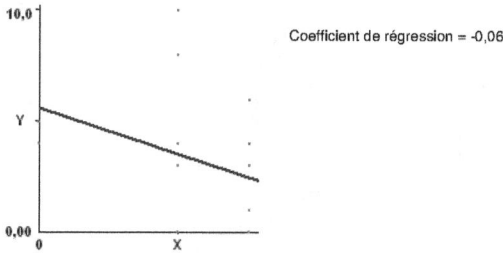

Figure 4 : Relation entre la dose d'irradiation néoadjuvante et la taille tumorale postopératoire. Abscisse, dose en Gray. Ordonnée, taille en cm, Coefficient de régression = -0,06.

7. Traitement adjuvant

Parmi les 18 patients (90%) sortis d'hospitalisation, 10 ont bénéficié d'un traitement adjuvant : chimiothérapie (n=8), radiothérapie (n=3) et chimio-radiothérapie (n=1).

En cas de résection incomplète (R1), 3 ont bénéficié d'un traitement adjuvant, 2 sont décédés précocement, un patient en état trop précaire, n'a pas reçu de traitement supplémentaire.

8. Suivi

Survie : À la fin de l'étude, 7 patients sont en vie, tous sans récidive, avec un suivi moyen de 76,5 mois (18,7-142,6). 10 décès sont liés à une récidive de la maladie.

La médiane de survie globale est de 33 mois et la survie est estimée à 5 ans à 30,3% (Fig. 5).

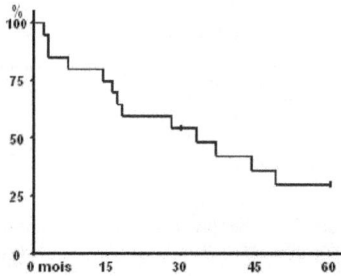

Figure 5 : Survie globale des 20 patients

Récidives : 10 patients n'ont pas eu de récidive. Les récidives ont été locales (n=2), ou à distance : cérébrale (n=4), osseuse (n=2), hépatique (n=1) ou péricardique (n=1). Le suivi médian est de 72,3 mois, de 18,7 à 142,6 mois, sans perdu de vue (Fig.6).

Récidives

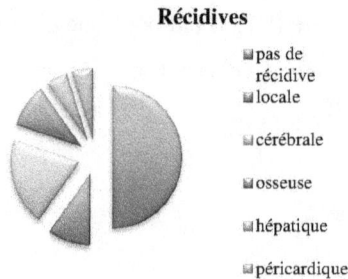

pas de récidive
locale

cérébrale

osseuse

hépatique

péricardique

Figure 6 : Répartition anatomique des récidives (n = 10)

La médiane de survie sans récidive est de 27 mois et la survie sans récidive est estimée à 5 ans à 25,7%.

En termes de survie à 5 ans, les paramètres suivants sont significatifs en analyse univariée :

- le caractère complet de la résection (45,4% vs 0, médiane de survie 37 mois vs 7 mois, p = 0,04 ; Fig. 7),
- le délai de prise en charge entre le diagnostic et l'intervention ≤ 4,5 mois (44,6% vs 0, médiane de survie 49 mois vs 14 mois, p = 0,005 ; Fig. 8),
- l'absence de cellules tumorales viables sur la pièce anatomopathologique, (60% vs 19,4%, médiane de survie 57 mois vs 31 mois, p = 0,04 ; Fig. 9),
- la taille tumorale < 4 cm (37,9% vs 0, médiane de survie 44 mois vs 3 mois, p<0,001).

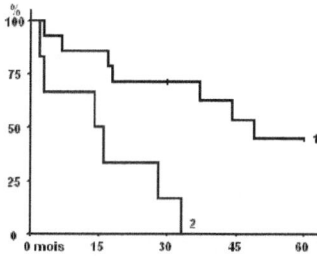 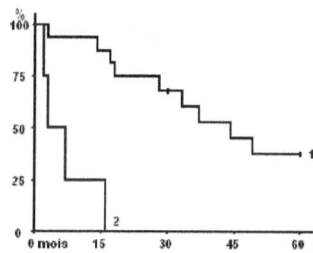

Figure 7 : Résection complète et survie globale   **Figure 8 : Délai induction-chirurgie survie globale**

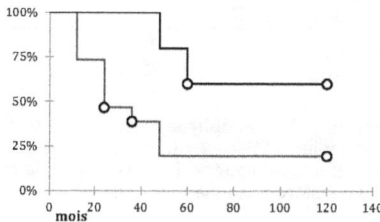

Figure 9 : Réponse histologique à l'induction et survie globale.

41

Nous n'avons pu mettre en évidence de différence significative de survie globale en fonction de l'âge, du stade ASA, de la topographie de l'envahissement vertébral (TP, IF, VB) ni du nombre d'étage envahis, de la présence ou non d'induction, du côté de la résection, de la présence ou non d'envahissement ganglionnaire (tableau 4).

Tableau 4 : Facteurs pronostiques en analyse univariée.

Caractéristiques	Nombre (n= 20)		Survie à 5 ans %	Analyse univariée
Âge (ans)	54,4	< 60 ans (n=15)	29,6	p=0,65
		> 60 ans (n=5)	40	
Rangs		40-79		
Sexe				
Homme		20		
Femme		0		
ASA				
ASA1		3	66,6	
ASA2		12	25	p=0,6
ASA3		5	30	
Type de résections				
LSD	11 (55%)	droit	24,3	
LID	1 (5%)			p=0,55
LSG	8 (40%)	gauche	37,5	
Envahissement				
AT		6 (30%)	0	
FI		5 (25%)	20	p=0,27
CV		9 (45%)	52	
Histologie				
ADK		14 (70%)		
CE		4 (20%)		
CBPNPC		2 (10%)		
p Statut ganglionnaire				
N0		14 (70%)	39,7	
N1	2 (10%)			
N2	2 (10%)	N+	0*	p=0,11
N3	2 (10%)			
Traitement Néoadjuvant				
aucun		2	0*	
RT	4 (20%)	18 (90%)	75	p=0,25
CT-RT	14 (70%)		16,3	
Résection complete		14 (70%)	45,4	p=0,04
R1 mal. micr. rés.		6 (30%)	0	
Traitement Adjuvant		9 (45%)		
Récidive		None n=10	66,7	
Locale		2 (10%)	0	p=0,005
Distance		8 (40%)		

Légende : ASA = Score risque anesthésique. AT = apophyse transverse ; FI = foramen intervertébral ; CV = corps vertébral. ADK = adénocarcinome ; CE = carcinome épidermoïde. CT = chimiothérapie ; RT = radiothérapie. LSG = lobectomie supérieure gauche, LSD = lobectomie supérieure droite, LID = lobectomie inférieure droite. R1 = maladie microscopique résiduelle.

* Exclus vivants

En analyse multivariée, seul le délai de prise en charge entre le diagnostic et la date d'intervention reste significatif (p = 0,048) :

Délai	p = 0.048	RR 4.06 (1.02-16.2)
Taille tumorale pièce opératoire	p = 0.16	RR 5.39 (0.5-5.8)
Résection complète	p = 0.56	RR 1.73 (0.3-10.9)

DISCUSSION

DISCUSSION

80% des cancers broncho-pulmonaires sont diagnostiqués à un stade localement avancé ou métastatique, probablement en raison de leur caractère longtemps asymptomatique (1). Les cancers localement avancés sont responsables d'une mortalité élevée, ce dont témoigne une survie à 5 ans estimée inférieure à 25%. Le terme « localement avancé » regroupe des entités distinctes : les stades IIIA et IIIB

- par envahissement médiastinal N2 ou N3
- par extension locale aux organes de voisinage T4.

La stratégie thérapeutique vise à obtenir le contrôle local de la maladie et à prévenir une évolution métastatique.

La plupart des séries publiées sont répertoriées par type de procédure : chirurgie des tumeurs de l'apex ou chirurgie élargie aux structures médiastinales par extension à la carène, la veine cave supérieure, l'oreillette gauche, et, dans de moindres proportions, l'aorte et les corps vertébraux. Ces séries sont monocentriques, rétrospectives et de faibles effectifs. Les topographies les plus étudiées sont les T4 par envahissement de la carène et les tumeurs de l'apex.

Le diagnostic d'envahissement T4 conduit souvent à une contre-indication chirurgicale : pour la période 1992-2002, les données émanant du groupe SEER (Surveillance, Epidemiology and End-Results = SEER-Medicare), un large audit nord-américain, estimait le taux de résection chirurgicale à 9 % en cas de tumeurs T4 (1177 patients opérés pour 13077 cas diagnostiqués) (44).

L'envahissement locorégional réduit les possibilités de résection complète R0, particulièrement en cas d'envahissement médiastinal aux structures vasculaires. Ainsi la chirurgie des tumeurs T4 avec envahissement médiastinal reste largement débattue. Dans les travaux de l'équipe de Marie-Lannelongue, un envahissement de la carène s'accompagne d'un meilleur pronostic. Au cours d'une étude rétrospective colligeant

45

les données de 271 patients avec une tumeur T4 (126 tumeurs du sulcus supérieur, dont 28 avec envahissement du foramen intervertébral et 28 du corps vertébral ; 92 envahissant la carène, 39 la veine cave supérieure, 14 l'œsophage le cœur ou les gros vaisseaux), les survies à 5 ans étaient respectivement de 36,6% ; 42,5% ; 29,4% ; et 61,2%. Les principaux facteurs pronostiques étaient l'absence d'envahissement ganglionnaire et la résection complète (45).

Les tumeurs thoraciques envahissant la colonne vertébrale sont difficiles à gérer. Parmi elles, les plus fréquemment rencontrées par les chirurgiens thoraciques sont les tumeurs du sulcus supérieur. Ces tumeurs sont confinées dans un espace anatomique restreint, traversé de structures nerveuses et vasculaires majeures (Fig. 1) et sont responsables d'une symptomatologie précoce.

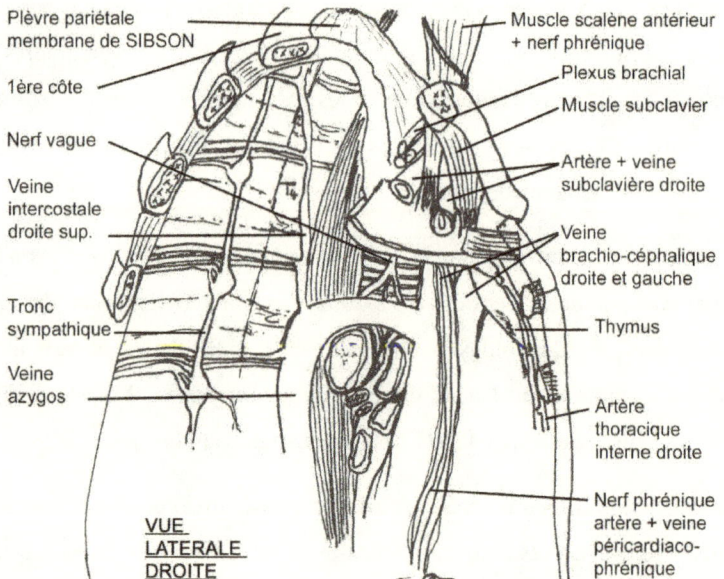

Figure 1 : Orifice supérieur du thorax

La majorité des tumeurs avec envahissement vertébral documentées sont des tumeurs du sulcus supérieur. Par extension des modalités thérapeutiques similaires ont été appliquées à ces rares entités cliniques dont le pronostic reste sombre, en partie par le manque de prise en charge chirurgicale : ces tumeurs sont-elles réellement des tumeurs plus agressives ou sont-elles simplement mal placées ?

L'acte chirurgical reste controversé, l'arsenal thérapeutique se limitant souvent à une chimio-radiothérapie, idéalement concomitante.

Tumeurs du sulcus supérieur et syndrome de Pancoast-Tobias

La première description de tumeurs de l'apex associées à un syndrome clinique caractéristique est attribuée au chirurgien britannique Hare en 1838 (46). En 1924 un radiologue de Philadelphie, Pancoast a relaté trois cas de tumeur de l'apex « apical chest tumor » (47), complétés en 1932 par la publication de quatre nouveaux cas, assortis d'une nouvelle nomenclature, les « tumeurs du sulcus supérieur du poumon » et d'une description histologique, anatomique, clinique et radiologique. Il s'agissait d'une « tumeur se développant dans la partie supérieure du poumon, toujours accompagnée d'une douleur de topographie C8, T1, T2, avec fonte des muscles de la main et syndrome de Horner ; la radiographie montre une opacité de l'apex, avec destruction de l'arc postérieur des premières côtes et érosion du corps vertébral » (48). Pancoast pensait que ces tumeurs dérivaient des reliquats épithéliaux du 5ème arc branchial. La même année, un médecin interniste de Buenos Aires, Tobias, démontrait l'origine pulmonaire de ces tumeurs (49), ouvrant l'ère du syndrome clinico-radiologique de Pancoast-Tobias. Ces tumeurs étaient alors d'un pronostic funeste (50), étant considérées comme non accessibles à un traitement par chirurgie ou radiothérapie. Cependant, en 1954, Haas publiait le cas d'un patient ayant survécu 34 mois grâce à une radiothérapie exclusive (51). Et surtout, en 1956, Chardack et McCallum rapportaient le premier cas d'une survie prolongée chez un patient de 54 ans traité par chirurgie (résection en-bloc du lobe supérieur droit et des racines nerveuses) et radiothérapie adjuvante (52).

En 1961, Shaw et Paulson ont publié une série de 18 patients avec survie prolongée, traités par radiothérapie puis chirurgie radicale par voie postérieure (42). La radiothérapie d'induction devenait alors la règle pour les tumeurs du sulcus supérieur. Anderson, en 1986, présentait une série de 55 patients traités par radiothérapie et chirurgie ou par radiothérapie exclusive. La survie à 5 ans atteignait respectivement 34 % et 0% (53). La même année, Beyer rapportait une série de 35 patients traités par radiothérapie avec ou sans chirurgie : la survie globale à 5 ans était de 21% et atteignait 48% dans le groupe radiothérapie - chirurgie (54). Des résultats similaires étaient mis en évidence par Komaki en 1990, qui rapportait une survie à 2 ans de 23% dans le groupe radiothérapie exclusive, versus 52% dans le groupe chirurgie (exclusive ou associée à une radio ou chimio-radiothérapie) (55).

À la même époque, des travaux se sont focalisés sur un traitement par radiothérapie exclusive. En 1984 Van Houtte a publié une série de 31 patients (23 traités par irradiation externe conventionnelle et 8 par irradiation hyperfractionnée de type split-course) avec une survie à 5 ans de 18% et une médiane du survie de 17 mois (56). Herbert a rapporté des résultats sensiblement identiques en 1992 : chez 30 patients, la médiane de survie était de 10 mois (57).

L'association radiothérapie et chirurgie s'est imposée comme le traitement des tumeurs du sulcus supérieur permettant des survies prolongées. Avec l'induction par radiothérapie, les taux de survie à 5 ans dépassaient alors 30% (58) (59). L'objectif du traitement d'induction est de diminuer la taille tumorale et le nombre de cellules viables en vue de la chirurgie et de bloquer les canaux lymphatiques (51)(60). Il n'y a pas de corrélation entre la dose administrée et la survie, cependant la morbidité et la mortalité opératoires augmentent avec les doses d'irradiation. La radiothérapie exclusive quant à elle, garde sa place dans l'arsenal thérapeutique pour son rôle palliatif antalgique (56) (61).

Cependant, la prépondérance de cette association ne repose que sur des séries rétrospectives.

Les facteurs pronostiques ont alors été durablement définis : résection complète, statut ganglionnaire médiastinal N2, envahissement vasculaire ou vertébral. Néanmoins la résection n'était complète que dans de 60% des cas. Et les récidives locales étaient nombreuses.

Tentant d'y remédier, Shahian et al. publiaient en 1987 une série de 18 patients traités par radiothérapie d'induction et chirurgie (62). Une radiothérapie adjuvante a été administrée à 14 patients qui ont eu soit un envahissement médiastinal, soit une résection incomplète, soit les deux. La survie des patients avec ces facteurs pronostiques initialement défavorables rejoint celle des patients n'ayant ni métastases ganglionnaires, ni marges envahies.

Les années quatre-vingt dix ouvrent l'ère des progrès chirurgicaux. Les difficultés d'abord du sulcus supérieur par voie postérieure sont dépassées par Dartevelle qui s'affranchit de l'obstacle claviculaire. En 1993 il décrit une voie d'abord antérieure transcervicale (63), d'après les travaux de Cormier sur les vaisseaux sous-claviers (1970 - (64)) ; de McGoon (1964 - (65)) et Dart (1977 - (66)) sur les abords à visée diagnostique des tumeurs du sulcus supérieur et de Roos sur les abords du syndrome du défilé thoracique (67). Sous son impulsion vont foisonner les avancées chirurgicales menées entre autre par un autre chirurgien français, Grunenwald : 1ère vertébrectomie monobloc pour un cancer broncho-pulmonaire envahissant le rachis en 1996 (68) ; voie antérieure transmanubriale en 1997 (69).

Au début des 2000, s'inspirant des travaux menés la décennie précédente par Le Chevalier (70) ou Albain (71) sur les cancers du poumon localement avancés (les fameux N2), un nouveau schéma d'induction est proposé associant à la radiothérapie une chimiothérapie. Des essais prospectifs de phase II, le SWOG Trial 9416 (72) et JCOG Trial 9806 (73), ont montré que la chimio-radiothérapie d'induction offrait pour une morbidité et une mortalité (2-4%) acceptables les meilleurs taux de contrôle locaux (70-90% de résection complète). La survie à 5 ans atteignait respectivement

44% et 56%. Ces résultats ont été confirmés par des études de cohortes (74) (75) (tableau 1).

Tableau 1 : Principaux résultats de la chirurgie ± traitement adjuvant dans les tumeurs du sulcus supérieur

Auteur (année)	N	Traitements néoadjuvants	Résection complète (%)	Récidive locale (%)	Mortalité (%)	Survie à 5 ans (%)
Paulson 1985 (76)	79	Radiothérapie	-	-	3	35
Anderson 1986 (53)	22	Radiothérapie	-	-	7	34
Devine 1986 (77)	40	Radiothérapie	70	72	8	10
Wright 1987 (59)	21	Radiothérapie	-	-	14	27
Shahian 1987 (62)	18	Radiothérapie	50	11	0	56
Komaki 1990 (55)	25	radio e/o chimiothérapie	-	-	NR	40
Maggi 1994 (78)	60	radiothérapie	60	15	5	17
Ginsberg 1994 (79)	100	radiothérapie	56	72	4	30
Dartevelle 1997 (80)	55	aucun (radio e/o chimiothérapie adj)	-	10	0	34
Rusch 2000 (81)	225	aucun / radio e/o chimiothérapie	53	40	4	29
Wright 2002 (82)	35	radiothérapie 20 chimio-radiothérapie 15	80	30 0	-	49 (4ans) 84 (4ans)
Martinod 2002 (83)	139	aucun / radio e/o chimiothérapie / adj	81	31	7	35
Alifano 2003 (84)	67	aucun (radio e/o chimiothérapie	82	-	9	36
Rusch 2007 (85)	88	chimio-radiothérapie	76	40	-	44
Fischer 2008 (74)	44	chimio-radiothérapie	89	10	5	59
Shien 2012 (75)	36	chimio-radiothérapie	-	-	-	79

- NR : non renseigné

Cancer du poumon et envahissement vertébral

Les cancers du poumon avec envahissement vertébral sont grevés d'un sombre pronostic. Leur prise en charge reste un défi de par leur situation préférentielle aux confins de l'orifice supérieur du thorax et leur proximité avec la moelle.

Nous avons analysé les données des patients opérés d'un CBPNPC avec envahissement vertébral afin d'analyser la survie à long terme et d'isoler certains facteurs pronostiques de survie prolongée.

Dans notre série, les taux de survie à 5 ans (30,3%), de mortalité (5%), de résection complète (70%), et de récidive locale (10%), sont acceptables, conformes à ceux retrouvés dans la littérature. Nous avons identifiés plusieurs facteurs pronostiques : le caractère complet de la résection, l'absence de cellules tumorales viables sur la pièce opératoire, le délai de prise en charge entre le diagnostic et l'intervention, et la taille tumorale.

1. État des lieux et recommandations

Plusieurs séries, monocentriques et rétrospectives ont été publiées, la diversité des pratiques est flagrante. Les traitements péri-opératoires sont variés : radio et/ou chimiothérapie, en induction ou en adjuvant. La résection complète est le facteur pronostique prépondérant (86)(87)(88). Pour y parvenir, deux approches chirurgicales s'opposent : la résection en-bloc et la résection intra-lésionnelle. Tout aussi diverses sont les voies d'abord : la classique thoracotomie postéro-latérale, dont la part verticale inter-scapulo-vertébrale peut devenir médiane ; la voie antérieure, transcervicale ou transmanubriale, seule ou combinée à une voie médiane postérieure (le plus souvent), ou à une thoracotomie latérale. Le choix de l'abord chirurgical peut être dicté par la localisation anatomique de la tumeur et l'envahissement de structures antérieures, médianes ou postérieures, mais il relève beaucoup des habitudes chirurgicales des opérateurs. La voie d'abord et le type de résection sont autant de facteurs confondants.

La survie à 5 ans varie de 14 à 67,5%, illustrant avant tout l'hétérogénéité des présentations cliniques et des prises en charge (tableau 2)

Auteur & Année	Nbre	Voie d'abord	Vertébrectomie part	Vertébrectomie totale	Résection	Thérapie adjuvante	R0 %	Réc. loc.	Survie %	Mortalité
DeMeester CUMC 1989	12	**Post.**	12	0	En-bloc	RT préop	92	-	42 (2 ans)	-
Grunenwald IMM 1993-02	19	**Comb.** : transmanubriale & méd. post 3 temps (ant/méd. post./TPL) / 2 temps (ant./méd. post.)	15	4	En-bloc	Aucune/CT/RT/CT-RT préop	79	42	53 (2 ans) 14 (5 ans)	1
Dartevelle HMM1999	7	**Comb.** : transcervicale & méd. post	-	-	En-bloc	-	-	-	20	0
York MDACC1999	9	**Post.** méd. post. + TPL	0	9	Intra-lésionnelle	Chimio et/ou radiothérapie pré ou postop	-	-	-	0
Gandhi MDACC 1999	17	**Post.** : TPL; **Comb.** : TPL & Ant. (2 cas); POST méd	10	7	Intra-lésionnelle	Chimio et/ou radiothérapie pré ou postop	65	41	54 (2 ans)	0
Bilsky MSKCC 2002	42	**Post.** méd. post. + TPL	28	14	Intra-lésionnelle	Chimio et/ou radiothérapie pré (2/3) ou postop	64	38	44 (2 ans) 26 (5 ans)	0
Chadeyras GM2004	32	**Comb.** : transmanubriale (&TPL) & méd. post	26	6	En-bloc	Chimio et/ou radiothérapie préop	88	31	65 (2 ans) 24 (5 ans)	0
Yokomise Kagawa 2007	6	**Post.** méd. post. + TPL	0	6	En-bloc	Chimioradiothérapie préop	100	0	68	0
Ankaru J TGH 2009	23	**Post.** TPL **Comb.** : Hémiclamshell & méd.post (2 semaines)	17	6	En-bloc	Chimioradiothérapie préop	83	4	58 (3 ans) 40 (5 ans)	9
Bolton MDACC 2009	39	**Post.** **Comb.** : transcervicale + méd. post. délai 24-48h)	24	15	Intra-lésionnelle	Chimio et/ou radiothérapie préop	56	31	47 (2 ans) 27 (5 ans)	5
Fadel HMM. 2002-11	54	**Comb.** transcervicale & méd. post	51	3	En-bloc	Chimio et/ou radiothérapie préop (1/2)	91	13	31	0
Schirren DHSK 2011	20	**Post.** méd. post. (DV) puis TPL (DL)	16	4	En-bloc	Chimiothérapie (1/3) Chimio et/ou chimio-radiothérapie postop	80	15	47 (5 ans)	0

* Ant. = antérieur ; Post. = postérieur ; méd. post = voie médiane postérieure ; TPL = thoracotomie postéro-latérale ; comb. = approche combinée ; - = NR : non renseigné
CUMC = Creighton University Medical Center ; IMM = Institut Mutualiste Montsouris ; HMM = Hôpital Marie-Lannelongue ; MDACC = M.D. Anderson Cancer Center ; MSKCC = Memorial Sloan-Kettering Cancer Center ; G-M : CHU Gabriel-Montpied, Clermont-Ferrand ; TGH = Toronto General Hospital ; DHSK = Dr.-Horst-Schmidt-Klinik, Wiesbaden.

DeMeester (89), Grunenwald (90), Dartevelle (80), York (91), Gandhi (92), Bilsky (93), Yokomise (94), Chadeyras (95), Ankaru (87), Bolton (88), Fadel (86) (96), Schirren (97)

Tableau 2 : Principaux résultats de la chirurgie des CBPNPC avec envahissement vertébral

La chirurgie seule offre des résultats imparfaits dans les stades localement avancés. Qu'apportent les traitements complémentaires ?

- La chimiothérapie agit sur le lit tumoral mais aussi sur les cellules circulantes et les micrométastases (60). Elle peut être donnée en pré ou en postopératoire.
- La radiothérapie augmente le contrôle local, sur le lit tumoral et le médiastin. Délétère dans les stades précoces (98), son rôle dans les envahissements médiastinaux est en cours d'investigation (essai Lung Art (99)). En postopératoire elle permet d'éviter les récidives locales et présente l'avantage de ne concerner qu'un petit volume d'irradiation.

Quelles alternatives thérapeutiques ?

L'éventail thérapeutique n'est pas exclusivement chirurgical. Le traitement standard des patients atteints d'un cancer broncho-pulmonaire localement avancé jugés non opérables est la chimio-radiothérapie (CT-RT).

La notion d'opérabilité s'articule autour de la résécabilité de la tumeur. Cette notion est subjective.

Jusque dans les années 1990, la radiothérapie exclusive (RTE) fut le traitement de référence avec une survie médiane de 12 mois. En 1995, une méta-analyse démontrait le bénéfice de la CT-RT séquentielle sur la RTE (100). Afin de potentialiser les effets moléculaires, cellulaires et tissulaires radiothérapie et chimiothérapie sont associées de manière concomitante: en 2012, une méta-analyse comparant la CT-RT séquentielle à une administration concomitante montrait un bénéfice de survie absolu de 5,7% à 3 ans et de 4,5 % à 5 ans (101). La CT-RT concomitante permet un meilleur contrôle loco-régional au prix d'une toxicité accrue.

L'association standard repose sur une chimiothérapie à base de sels de platine associée à une radiothérapie, délivrées de manière concomitante chez les patients en bon état général. Les survies à 5 ans rapportées dans la littérature sont autour de 20% pour les T4N0/1 (102).

Recommandations des sociétés savantes :

Société Française de Chirurgie thoracique et Cardio-Vasculaire (SFCTCV) :
« Dans des centres experts, la chirurgie du CBPNPC T4 peut être réalisée au prix d'une mortalité opératoire inférieure à 10%, pour un bénéfice de 25 à 50% de survie à 5 ans selon le type d'élargissement après résection complète et en l'absence de métastases ganglionnaires médiastinales (niveau 4). » S'en suivent ces recommandations :

« - L'exérèse en-bloc est préférable aux résections discontinues car les manipulations opératoires favorisent la contamination du champ opératoire et l'issue de cellules tumorales dans la circulation sanguine, événement à même de conduire à une diffusion métastatique (grade C).

- La pratique d'exérèses élargies aux structures médiastinales n'est recommandée que dans les établissements ayant un plateau technique de haut niveau disposant d'un accès aux procédés d'assistance hémodynamique et d'oxygénation, et à des compétences connexes (chirurgie orthopédique ou neurochirurgie, chirurgie cardiaque et vasculaire, chirurgie viscérale) (accord d'experts). » (103)

Institut National contre le Cancer (INCa) :
L'INCa pose comme préambule l'évaluation de la résécabilité tumorale en fonction de la taille tumorale et de l'envahissement ganglionnaire. Trois situations sont possibles :

- tumeur résécable : T3 N1 ;
- tumeur non résécable : T4 N0-N*, Tout T N3.

Pour les patients non éligibles à une prise en charge chirurgicale (stades IIIA non résécables, les stades IIIB ou encore les patients présentant un refus ou une contre-indication à la chirurgie), le traitement de référence repose sur une chimio-radiothérapie concomitante, à base de sels de platine.

Cependant une note* spécifie, pour les T4 N0-N1 : « Pour certains patients rigoureusement sélectionnés, une exérèse élargie peut être envisagée. Elle est alors réalisée dans des centres ayant une expérience confirmée dans la chirurgie d'une telle tumeur. » (104).

2. Sélection des patients : base de données

"Nothing exists until it is measured" (N. Bohr).

Les bases de données sont le résultat de la collecte d'informations dont le but reste l'amélioration de la qualité des soins. Remplies de manière prospective, elles bénéficient d'un audit régulier et fonctionnent sur des données informatisées regroupant des variables, qui, dans la littérature, sont associées à des facteurs prédictifs de morbi-mortalité (105).

Sur l'intérêt de posséder à la fois une base locale et nationale, Brunelli rappelle que les données de ces deux registres sont complémentaires. Les bases nationales, le plus souvent émanation de sociétés savantes nationales ou internationales se doivent d'être concises. Il s'agit d'un outil pour évaluer et apprécier la qualité et les bonnes pratiques médicales. Ces bases doivent être simples et synthétiques afin d'en faciliter l'accessibilité. Il s'agit à l'échelle hexagonale de la base Epithor, créée en 2003 et à l'échelle européenne de la base de l'ESTS (European Society of Thoracic Surgeons), créé en 2007. La base locale comporte un grand nombre de variables. En effet, dédiée à la recherche, elle sera la plus exhaustive possible (106).

3. Bilan et staging préopératoire

Le bilan préopératoire se doit d'être le plus exhaustif possible. Pour apprécier l'extension loco-régionale de la tumeur la TDM thoracique reste la pierre angulaire de ce bilan, nonobstant les performances similaires de l'IRM (107). L'IRM est supérieure à la TDM pour explorer l'envahissement de la paroi, du cœur et des gros vaisseaux et sera l'examen de choix dans les tumeurs apicales surtout grâce à ses coupes sagittales. Elle étudie bien l'extension tumorale dans les foramens intervertébraux, le canal rachidien, les vaisseaux sous-claviers et le plexus brachial

(108). Par contre, ces deux examens ont une faible sensibilité et une faible spécificité pour apprécier l'envahissement ganglionnaire médiastinal (109).

Atteinte ganglionnaire

Place de la TEP

Le bilan d'extension du cancer broncho-pulmonaire a été révolutionné par l'introduction de la TEP dans les années 1990. Cet examen de médecine nucléaire, basé sur la consommation accrue de glucose par les cellules cancéreuses (augmentation de la glycolyse) et l'accumulation d'un de ses métabolites préalablement marqué par le 18-fluor, s'est généralisé dans les années 2000 suite aux publications de Gould et Gambhir confirmant l'intérêt de la TEP-FDG pour le diagnostic de malignité d'un cancer pulmonaire : sensibilité 96% et spécificité de 73 à 78% (110) (111). L'adjonction du scanner permettant de coupler les données a permis d'en améliorer les performances diagnostiques (112). De nombreuses publications ont alors paru, illustrant l'intérêt de la TEP dans l'évaluation de l'atteinte ganglionnaire médiastinale. Ainsi Vansteenkiste rapporte une sensibilité de 93% et une spécificité de 95% (113) et Pieterman de 91 et 85% (114).

Pourtant, l'enthousiasme des débuts a flanché : d'un côté, le risque de sous évaluer les micrométastases est estimé entre 7% (115) et 21% (116). Ce taux de faux négatifs est corrélé à la taille de l'adénopathie. De même, le risque de faux positifs pour des raisons inflammatoires augmente avec la taille du ganglion (117). Aussi, si la sensibilité de la TEP-TDM augmente avec la taille des ganglions, sa spécificité baisse. Les travaux s'orientent vers la recherche de marqueurs plus spécifiques des tumeurs.

L'excellente valeur prédictive négative de cet examen a un temps conduit à la tentation de conclure que l'absence de fixation équivalait à un non envahissement tumoral. Vu l'impact thérapeutique d'un envahissement N2, un contrôle histologique soit par médiastinoscopie, soit par échographie bronchique (EBUS), est maintenant demandé en routine. De même tout faux positif susceptible de contre indiquer la chirurgie doit être confirmé.

Techniques invasives d'explorations médiastinales : Médiastinoscopie & EUS/EBUS
La médiastinoscopie demeure le gold-standard de l'exploration médiastinale. Cependant des techniques peu invasives, pouvant être réalisées en ambulatoire sont en plein essor : l'échographie œsophagienne (EUS) et l'échographie bronchique (EBUS), qui permettent une analyse cytologique. Une méta analyse chiffrait pour l'EUS une sensibilité et une spécificité 83% et 97 % (118). Les chiffres sont sensiblement les même pour l'EUS : sensibilité de 85 à 100%, spécificité de 100% (119)(120) et un taux de complications bien moindre que pour la médiastinoscopie (0,15 versus 2%). Quelques bémols : outre une accessibilité encore limitée à cet examen, le rendement diagnostique diminue avec la taille, et la valeur prédictive négative reste faible. Sa place dans le re-staging après traitement d'induction est décevante : sensibilité 76%, VPN de 20%.

Dans notre pratique, la médiastinoscopie n'a pas été pratiquée de façon systématique mais en confrontation avec les données de la TDM et de la TEP. Seuls 3 patients en ont bénéficié en préthérapeutique. Il n'y a pas eu de réévaluation par médiastinoscopie après le traitement d'induction. La TEP, en revanche a été utilisée en routine à partir de 2006. Actuellement notre stratégie thérapeutique quant à l'atteinte ganglionnaire médiastinale est bien définie : exploration par EBUS des ganglions supra-centimétriques (adénopathies) et/ou hypermétaboliques puis médiastinoscopie en cas de négativité des prélèvements.

L'envahissement ganglionnaire N2
La précision de la cartographie ganglionnaire est d'autant plus importante que le pronostic des cancers T4 est fortement lié au statut ganglionnaire médiastinal N2 (45)(79)(81). Il existe aujourd'hui un consensus pour ne pas opérer ces patients.

Ces résultats n'ont pas été retrouvés dans notre série, certainement par manque de puissance (Survie à 5 ans : 70% versus 0%, respectivement en cas de N0 et N +, p= 0,11)

L'envahissement ganglionnaire N3

La présence d'un envahissement sus claviculaire classe la tumeur N3. Cependant, dans les tumeurs de l'apex, la survie des N3 homolatéraux par envahissement de contiguïté se rapproche de celle des N1. Il s'agit du premier relais ganglionnaire et non une atteinte à distance. Ainsi Ginsberg a montré que les Pancoast N3 avaient une survie à 5 ans de 14% alors que les N2 de 0% (79).

Bilan d'extension à distance

La TEP a également sa place dans le bilan d'extension à distance. Elle permet d'établir une cartographie métabolique de la maladie cancéreuse, en particulier l'étude des surrénales (121) et de l'os. En effet la TEP a une meilleure sensibilité (93 vs. 74%) et une meilleure spécificité (93 vs. 68%) que la scintigraphie osseuse (122). Celle-ci ne repère que les réactions ostéoblastiques au niveau cortical alors que la TEP fixe les cellules tumorales corticales et médullaires. Par contre la TEP corps entier se limitant à la tête, au tronc et à la racine des membres, les métastases osseuses distales restent méconnues.

A l'étage cérébral, l'IRM reste la référence en raison de la fixation physiologique intense du glucose dans le cerveau. En pratique, de plus en plus de patients bénéficient d'une IRM cérébrale plutôt qu'une TDM, ce qui permet un diagnostic plus précoce des métastases cérébrales.

Artériographie préopératoire :

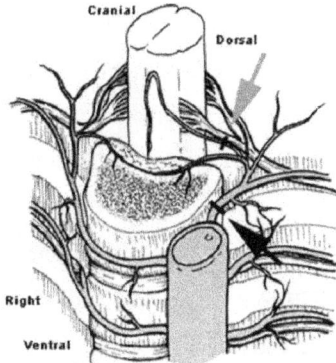

Figure 2 : Configuration anatomique de l'artère d'Adamkiewicz. Issue de l'aorte via une artère intercostale ou lombaire (flèche noire) elle passe à travers le foramen intervertébral (flèche grise) in Charles YP, Relevance of the anatomical location of the Adamkiewicz artery in spine surgery, Surgical and radiologic anatomy: SRA ; 2011. 33(1) ; 3-9.

Elle ne doit plus être demandée en routine. La vascularisation de la moelle épinière reste une énigme. Elle est assurée de manière prépondérante par l'artère spinale antérieure, issue des artères vertébrales. Celle-ci est réalimentée tout au long de son trajet par des artères segmentaires antérieures et postérieures, inconstantes, issues des artères intercostales ou lombaires, surtout présentes dans le renflement cervical et lombo-sacral. La principale artère segmentaire antérieure, la seule visualisée à l'artériographie, est l'artère d'Adamkiewicz, qui naît le plus souvent à gauche entre T5 et T9, rarement au dessus de T4 (Fig. 2). Enfin des artères radiculaires accompagnent les racines nerveuses.

En extra-spinal, des anastomoses sont présentes. En revanche, dans le canal vertébral, la vascularisation est terminale sans qu'il n'existe d'anastomose entre les artères radiculaires et l'artère spinale. La substance grise ventrale vascularisée par l'artère spinale antérieure dispose d'un réseau artériel plus riche dans les régions cervicales et thoraco-lombaire du rachis. Par conséquent, la partie supérieure du rachis thoracique ainsi que le niveau lombaire bas sont des zones à risque.

Des travaux expérimentaux ont montré que chez un modèle animal, la section bilatérale des artères radiculaires incluant l'artère d'Adamkiewicz n'engendrait de manifestations cliniques qu'au-delà de 4 étages (123). L'analyse rétrospective chez 15 patients ayant eu l'artère d'Adamkiewicz liée en peropératoire pour des raisons carcinologique n'a révélé la survenue d'événement neurologique chez aucun d'entre eux (124) .

En cas d'envahissement vasculaire préopératoire, en particulier de l'artère vertébrale, il faut s'assurer de l'intégrité de la circulation intracrânienne par un écho-doppler des vaisseaux du cou et une exploration du polygone de Willis (angio-IRM).

4. Quelle induction ?

L'induction par chimio-radiothérapie concomitante semble admise comme traitement standard pour les tumeurs du sulcus supérieur, bien qu'aucune étude randomisée n'ait comparé les différentes modalités de traitement adjuvants : chimiothérapie ou radiothérapie ou chimio-radiothérapie d'induction, pas d'induction du tout, chimio-radiothérapie sans chirurgie...

Qu'en est-il des tumeurs avec envahissement vertébral ? Leur topographie délétère justifie-t-elle une prise en charge particulière ? Les T4N0 sont passées du stade IIIB au stade IIIA lors de la dernière classification de l'UICC entérinant l'accessibilité de ces tumeurs à la chirurgie. La résection complète étant le principal facteur pronostique de cette chirurgie, l'induction améliore-t-elle la résécabilité ? À quel prix ? Certaines équipes insistent sur la corrélation entre l'importance de la réponse histologique et la survie à long terme (74). D'autres ne font pas d'induction, réservant une thérapie adjuvante en cas d'envahissement N2 ou de marges de résection envahies. Il existe à l'heure actuelle autant de schémas thérapeutiques que d'équipes.

La chimiothérapie péri-opératoire à base de cisplatine a démontré son intérêt dans de larges essais prospectifs et randomisés, en améliorant la survie des patients atteints de stade II et IIIA, que ce soit en adjuvant (essai IALT, 2004 (125), ANITA 2006 (126)) ou en induction (Song, méta-analyse de 13 essais randomisés) (127), sans que l'administration de la chimiothérapie, avant ou après l'intervention, n'ait démontré de supériorité.

Les résultats du SWOG Trial 9416 et du JCOG Trial 9806, les deux principales études prospectives ayant contribué à répandre l'induction par chimio-radiothérapie dans les tumeurs du sulcus supérieur n'analysaient respectivement que 29% et 26% de tumeurs T4 dont seulement 72% et 55 % ont pu bénéficier de la chirurgie.

Toutefois, si l'induction est acceptée en cas de tumeur du sulcus supérieur et dans les stades IIIA-N2, son rôle dans les stades IIIA-T4 est moins consensuel. Plusieurs études se sont penchées, funambules, sur la faisabilité d'une thérapie néoadjuvante. Une étude prospective multicentrique a rassemblé 51 patients (24 T4 dont 4 avec envahissement vertébral et 27 N3) qui ont bénéficié d'une induction par chimiothérapie à base de cisplatine et VP-16 associée à une radiothérapie concomitante. 63% des patients ont pu être opérés avec une mortalité opératoire de 5,2% et une survie de 39% à 2 ans et de 24% à 3 ans. Le facteur pronostique majeur était l'absence d'atteinte ganglionnaire postopératoire (pN0) avec un taux de survie de 44% à 3 ans (128).

Un autre essai de phase II a inclus 27 patients (22 T4 et 7 N3) pour une induction par chimiothérapie (UFT et cisplatine) – radiothérapie concomitante. 22 patients ont pu être opérés avec une mortalité de 4%. La survie à 3 ans était de 56% (7). L'équipe de Rendina à Rome, s'est penchée exclusivement sur les T4 : 57 patients (dont 3 avec envahissement vertébral) ont reçu 3 cycles de chimiothérapie à base de cisplatine – navelbine - mitomycine. Après réévaluation 73% ont été opérés, 63% en résection complète et survie à 4 ans de 19,5% (129).

L'induction a ses avantages : meilleure adhésion au traitement, diminution de l'inflammation péri-tumorale et évaluation de l'agressivité tumorale. A contrario, elle a l'inconvénient de ne pas permettre un staging postopératoire précis. De plus, elle augmente la morbidité opératoire, d'autant plus que la résection est étendue (130) (131). En cas de pneumonectomie, cette morbi-mortalité n'est pas acceptable (132) (133) (134). Enfin elle prive de chirurgie de nombreux patients : seulement 65 à 75% des patients éligibles à la chirurgie y parviennent après induction. On peut y voir une perte de chance ou une meilleure sélection des patients.

Réponse histologique complète

Dans notre série, la réponse histologique complète au traitement d'induction est un facteur pronostique (survie à 2 ans 100%, à 5 ans 60% vs 19%).

La réponse précoce à la thérapie d'induction s'apprécie par le pourcentage de nécrose. Cette estimation est empirique à l'aide de critères uniquement morphologiques. En effet, les antigènes sont altérés ce qui entraîne une perturbation du phénotype. Les techniques d'immunohistochimie ne peuvent que chiffrer le nombre de cellules en cycle (index de prolifération). Les cellules nécrotiques peuvent être reconnues comme ayant été tumorales. La réponse tardive se matérialise par une cicatrice fibreuse non spécifique. Une réponse complète équivaut à une absence de cellules viables, un pourcentage de cellules viables supérieur à 10% est considéré comme une absence de réponse. Une étude approfondie de la réponse au traitement d'induction permettrait-elle d'optimiser les traitements ultérieurs ?

Plusieurs auteurs insistent sur l'importance de cette réponse histologique : l'équipe du Toronto General Hospital, rapporte une série de 23 patients opérés pour un cancer broncho-pulmonaire avec envahissement vertébral. La survie à 3 ans était respectivement de 92% et 20% en fonction de la réponse à l'induction (cellules tumorales viables < ou non à 1%) (87). Sauf que les taux de réponse rapportés dans la littérature sont variables, et dans l'ensemble assez bas : de 6% (87) à 43% (88) ; de 29% (85) à 64% (74) pour les tumeurs du sulcus supérieur.

En amont, la réponse à l'induction ne peut être prédite par l'imagerie même si certaines pistes sont intéressantes : l'imagerie de l'angiogenèse (imagerie de la perfusion des tumeurs par analyse de la microcirculation) permet d'améliorer l'imagerie en oncologie par l'analyse combinée de données morphologiques et fonctionnelles (135). Cela permettrait de sélectionner les patients qui bénéficieraient au mieux de la chirurgie.

Dans notre série, les patients ont presque tous reçu une induction, initialement à base de radiothérapie seule puis par association chimio-radiothérapie. Les protocoles ont été aussi divers que l'origine des patients.

Outre le rôle pressenti de la chimiothérapie néoadjuvante dans l'inactivation des cellules circulantes et des micrométastases, « seed & soil » des nombreuses récidives en particulier cérébrales, nous pensons que l'induction permet d'améliorer la résécabilité des tumeurs dans un espace souvent confiné où l'obtention de marges saines est une gageure.

5. Voies d'abord

Tous nos patients ont été opérés par voie postéro-latérale, associée dans un cas à une cervicotomie première afin de s'assurer de la résécabilité de la tumeur. Certes la dissection à l'apex des éléments vasculo-nerveux peut être plus périlleuse par cette voie mais dans notre expérience, elle a permis une résection complète dans 70% des cas. Il est vrai que dans la série, seuls 2 patients ont un envahissement vasculaire (10%), ce qui peut expliquer la faible nécessité de recourir à une voie d'abord antérieure. Dans notre série comme dans la littérature, cette résection est liée à une morbidité majeure (45).

La voie antérieure permet la résection pulmonaire, de même que la résection vertébrale (éléments antérieurs = corps vertébral ou processus transverse) jusque T3. Ces gestes peuvent aussi s'effectuer par voie postéro-latérale. Par contre, en cas d'atteinte des éléments postérieurs, la nécessité d'une vertébrectomie totale imposera une voie médiane postérieure.

5.1. Voies d'abord antérieures

5.1.1 Voie trans-claviculaire de Dartevelle (63)

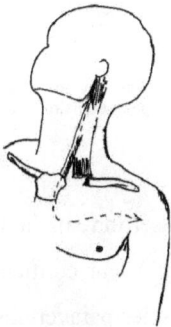

Patient installé en décubitus dorsal, tête en hyper-extension, tournée du côté opposé à la lésion. Incision en forme de L le long du bord antérieur du sterno-cléido-mastoïdien poursuivie horizontalement sous la clavicule au niveau du 2ème espace intercostal jusqu'au sillon delto-pectoral (Fig. 3).

Figure 3 : Cervicotomie en forme de L le long du bord antérieur du SCM puis sous claviculaire

Section de l'attache sternale du sterno-cléido-mastoïdien. Dissection de la partie médiale de la clavicule : éléments ligamentaires (ligament sterno-claviculaire antérieur et ligament costo-claviculaire), chef claviculaire du muscle sterno-cléido-mastoïdien à la face supérieure, muscle grand pectoral au bord antérieur. Après dissection du muscle omo-hyoïdien, exposition de l'orifice thoracique supérieur. Résection de la graisse péri-scalénique et évaluation de la résécabilité de la tumeur. Résection de la partie médiane de la clavicule au cas échéant.

Dissection des éléments veineux et résection en cas d'envahissement. A gauche ligature du canal thoracique. Après identification du nerf phrénique, désinsertion du muscle scalène antérieur en zone saine puis dissection des éléments artériels. Résection-anastomose si nécessaire de l'artère sous-clavière par suture directe ou prothèse de PTFE. Ouverture du fascia de Sibson (Fig. 4).

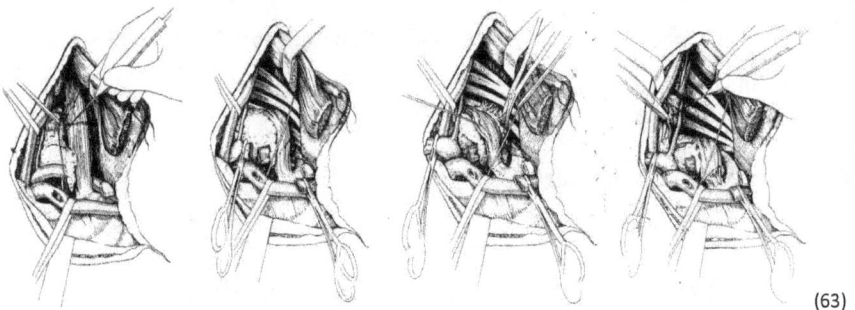

(63)

Figure 4 : Section du muscle scalène antérieur pour exposer et disséquer l'artère sous-clavière. Neurolyse. Les muscles pré-vertébraux sont réclinés pour exposer la chaîne sympathique et le ganglion stellaire.

Le muscle scalène moyen est disséqué au niveau de son insertion sur la 1ère côte jusqu'à identifier les racines C8 et T1 qui sont suivies jusqu'à leur confluence qui forme le tronc inférieur du plexus brachial. Résection des muscles paravertébraux, de la chaîne sympathique et du ganglion stellaire à la face antérieure des corps vertébraux de C7 et T1. Dissection du plexus brachial en prenant soin des nerfs thoracique long et thoracique latéral.

Résection pariétale : résection de l'arc antérieur de la 1ère côte à la jonction costo-chondrale, puis en dégradé, en marges saines. En arrière, les côtes sont désarticulées des processus transverses. La résection parenchymateuse est effectuée par cette ouverture. Fermeture plan par plan après réinsertion du muscle sterno-cléido-mastoïdien sur le sternum.

Des alternatives ont été proposées afin de minimiser les inconvénients fonctionnels et esthétiques de cette voie d'abord, attribués à la résection claviculaire. La voie transmanubriale avec épargne ostéo-musculaire proposée par Grunenwald est la plus convaincante.

5.1.2   Voie transmanubriale de Grunenwald (69)

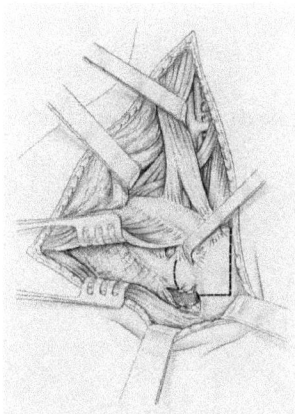

Cervicotomie en forme de L le long du SCM, deux doigts sous la claviculaire jusqu'à la ligne médio-clavicualire, pouvant se poursuivre jusqu'au sillon delto-pectoral. Dissection du bord antérieur du SCM et abord de la gouttière jugulo-carotidienne. Après section du ligament inter-claviculaire, libération du bord latéral du sternum au niveau du premier espace intercostal en prenant soin de récliner le pédicule thoracique interne. Incision du manubrium « en coin supéro-externe »

Figure 5 : Résection transmanubriale en coin supéro-externe et résection du cartilage de la 1ère côte respectant l'articulation sterno-claviculaire (Fig.5).

Résection du ligament costo-claviculaire et du cartilage de la 1ère côte, autorisant la mobilisation d'un lambeau ostéomusculaire (épargne des muscles grand pectoral et

SCM-chef claviculaire) qui est progressivement agrandi. Poursuite de la dissection le long du bord postérieur de la clavicule, jusqu'aux éléments vasculo-nerveux (Fig.6).

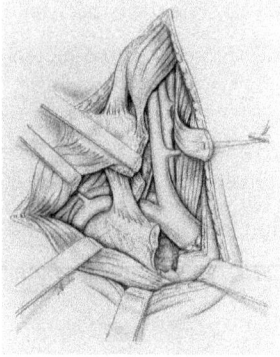

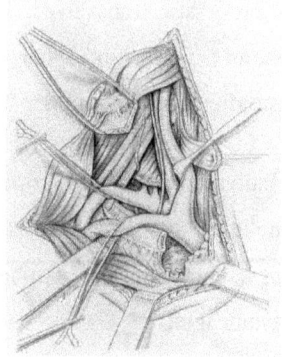

Figure 6 : Rétraction d'un lambeau ostéo-musculaire. Dissection le long du bord postérieur de la clavicule. Une fois les éléments veineux réclinés, dissection du plan artériel et contrôle des structures intra-thoraciques (10)

- Alternatives :

➢ Désarticuler la jonction sterno-claviculaire qui est refixée en fin d'intervention (Nazari) (Fig. 7) (136).

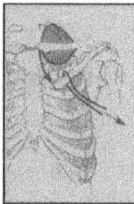

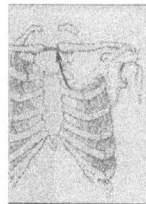

Figure 7 : Désarticulation sterno-claviculaire, la clavicule est écartée vers le bas

➢ Ostéotomie oblique à travers la tête de la clavicule (Marshall) (Fig. 8) (137).

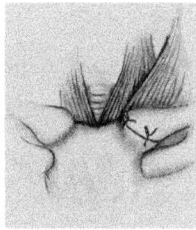

Figure 8: Localisation de l'ostéotomie, à travers la tête de la clavicule

5.1.3 Autres voies antérieures

➢ Voie de Masaoka (138)

Sternotomie médiane partielle proximale, de la base du cou au 4ème espace inter-costal (Fig. 9).

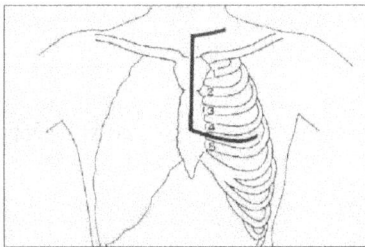

Figure 9 : Voie antérieure de Masaoka, décrite initialement pour les tumeurs thymiques

➤ Hémiclamshell ou trapdoor incision (139) : thoracotomie antérieure et sternotomie partielle.

Patient en décubitus dorsal. Incision sous mammaire qui se verticalise jusque la fourchette sternale. L'abord thoracique se fait avant la section sternale. Sternotomie verticale puis horizontale. Ligature puis section du pédicule thoracique interne. Exposition à l'aide d'un écarteur de Finochietto ou d'un écarteur sternal (Fig.10) (140).

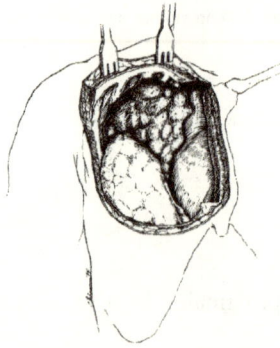

Figure 10 : Exposition après avoir
récliné vers le haut la paroi
thoracique antérieure (140)

Dissection de la veine cave supérieure jusque la veine sous-clavière puis poursuite jusqu'au plan artériel puis nerveux.

5.2 Vertébrectomie totale = voie médiane postérieure

La première description de vertébrectomie totale par voie postérieure dans la chirurgie tumorale vertébrale a été décrite par Roy-Camille en 1981 (141). En 1994, Tomita décrit un geste de résection carcinologique en-bloc, également par voie postérieure (142).

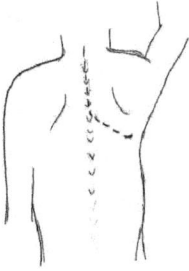

Décubitus ventral ou postéo-latéral. Incision médiane, du processus épineux de C7 à T4 (Fig. 11). Laminectomie, costo-transversectomie bilatérale, résection bilatérale des pédicules vertébraux, du ligament vertébral postérieur. A cette étape stabilisation préventive. A la scie de Gigli, section du ligament commun antérieur, du mur vertébral antérieur et de la partie antérieure des corps vertébraux.

Figure 11 : Abord médian postérieur prolongé par une thoracotomie postéro-latérale (décubitus ventral)

Exérèse du bloc uni ou pluri vertébral soit en un seul bloc enlevé d'un côté ou de l'autre de l'axe de la moelle, soit après fragmentation en deux parties.

En cas de vertébrectomie totale, une fixation postérieure bilatérale est effectuée par ostéosynthése pédiculaire (Fig. 12).

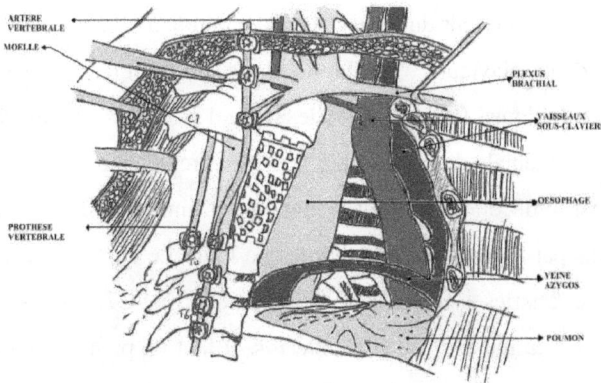

Figure 12 : Vertébrectomie totale T1, T2, T3, remplacement prothétique par cage extensible et ostéosynthèse pédiculaire

Dans la littérature, les voies d'abord sont soit exclusivement postérieures (thoracotomie postéro-latérale qui peut débuter par une incision médiane postérieure), soit combinées. À une approche antérieure par voie transcervicale, transmanubriale ou hémiclamshell, est associée une thoracotomie latérale (143), postéro-latérale ou un abord médian postérieur.

Ces abords antérieurs requéraient initialement 2 ou 3 temps opératoires, nécessitant un abord latéral et/ou postérieur supplémentaire. En l'absence d'envahissement vertébral postérieur ou au dessous de T3, l'intervention se fait actuellement par une seule voie d'abord.

Certains auteurs proposent alors un délai variant de 24-48 heures à 2 semaines entre une voie médiane postérieure et l'abord antérieur. D'une part ces opérations sont longues et cela permet d'optimiser la réanimation. D'autre part, sur un plan chirurgical, l'hémostase sera plus aisée. Il faut cependant s'assurer de la résécabilité tumorale en cas d'abord postérieur médian premier.

Les avantages de ces différentes voies d'abord ont été largement débattus. Premier à avoir proposé une approche trans-claviculaire, Dartevelle vantait une large exposition, de l'orifice supérieur du thorax au hile pulmonaire, au prix de la résection du tiers inférieur de la clavicule. Cette approche a été critiquée par son côté peu fonctionnel et inesthétique. Pour Dartevelle seule l'association *scapula alata* et résection de la partie médiale de la clavicule peut être préjudiciable. La *scapula alata* ou scapula ailée est le décollement de la scapula et la limitation de l'élévation et de l'abduction du bras par atteinte du nerf thoracique long. Le nerf thoracique long ou nerf respiratoire de Charles Bell, issu des racines C5, C6, C7, est responsable de l'innervation motrice du muscle *serratus anterior*. Il faut en prendre grand soin lors de la dissection du muscle scalène moyen. En cas de lésion du nerf thoracique long et afin de limiter les répercussions d'une *scapula alata*, il convient de réaliser une section oblique du manubrium puis ostéosynthèse en fin d'intervention (144).

Des alternatives ont été proposées pour éviter une dysfonction de l'épaule : Nazari

(136) effectue une désinsertion de la clavicule qui est alors réclinée vers le bas et réinsérée en fin d'intervention avec des fils d'acier ou des agrafes. Cette technique comporte des limites : réduction du champ opératoire, risque de pseudarthrose, luxation de l'articulation sterno-claviculaire (fils) ou arthrodèse (agrafes) responsable d'une perte de la mobilité scapulaire. Afin d'éviter la réduction de la distance sterno-acromiale, le mouvement paradoxal de l'extrémité libre de la clavicule, l'instabilité de la scapula et de l'articulation sterno-claviculaire, la désinsertion des muscles SCM et grand pectoral, Grunenwald propose de diviser le manubrium pour préserver un lambeau ostéo-musculaire (69).

Afin de conserver le fonctionnalité de la ceinture scapulo-humérale, il conviendra de préserver au mieux les nerfs thoracique long, dorsal de la scapula (innervation du muscle rhomboïde) et spinal accessoire (145).

6. Résection en-bloc ou intra-lésionnelle ?

La résection complète est un élément essentiel du contrôle local. Pour y parvenir deux stratégies thérapeutiques s'opposent : la résection en-bloc ou la résection intra-lésionnelle (Fig. 13).

Est-ce que le type de résection influence les taux de résection complète et, au delà, le taux de récidive locale et de survie à long terme ?

Le rachis est abordé en double équipe, chirurgien thoracique et, suivant les accointances locales, neurochirurgiens ou chirurgiens orthopédistes. À Lille, nous travaillons avec l'équipe de neurochirurgie. Historiquement il semble que les chirurgiens orthopédistes aient été plus enclins à pratiquer la résection monobloc pour les tumeurs envahissant le rachis. En effet, l'approche conventionnelle des tumeurs vertébrales par les neurochirurgiens s'effectuait, par mimétisme avec le traitement des tumeurs cérébrales, en intra-lésionnel par résection à l'emporte-pièce. Cependant les travaux actuels sur les tumeurs vertébrales primitives reconnaissent la supériorité de la résection monobloc, pour des raisons carcinologiques au prix d'une plus haute technicité (146) (147). En ce qui concerne les envahissements vertébraux des cancers broncho-pulmonaires, la résection en-bloc permet une meilleure définition des marges et d'éviter la dissémination de cellules tumorales dans la cavité pleurale.

Résection du processus transverse

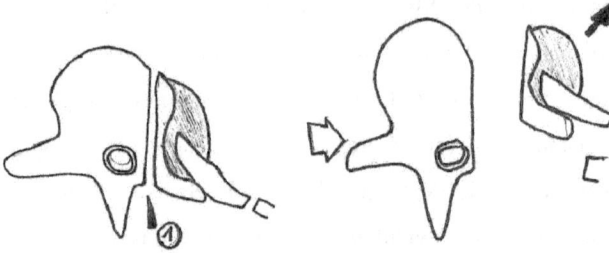

Technique décrite par DeMeester (89) : voie postéro-latérale, sans ouverture du canal vertébral

Hémivertébrectomie

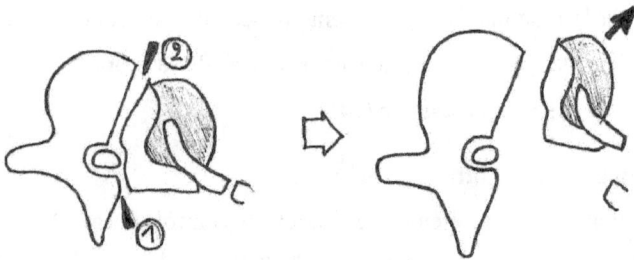

Vertébrectomie totale

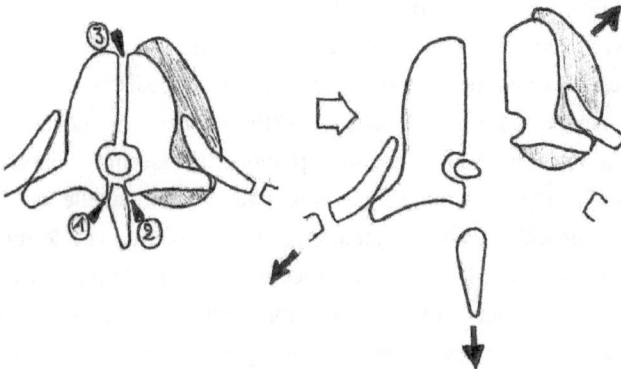

Figure 13 : Types de résections vertébrales EN-BLOC en fonction de l'envahissement tumoral

Que dit la littérature ?

Après résection intra-lésionnelle, le taux de résection complète variait de 56% à 64%, les récidives locales de 31% à 38% et la survie à 5 ans était de 26/27% (88) (93).

En cas de résection en-bloc, taux de résection complète de 79% à 91% (voir 100% dans une série de 6 patients) avec des taux de récidive locale de 4% à 15% et des survies à 5 ans de 14% à 68%.

Bien que le taux de récidive à distance soit similaire (31-50%), il semble que, dans les séries les plus récentes, la résection en-bloc permette un meilleur contrôle local, et les survies le plus prolongées. Cependant cette chirurgie se grève d'une morbidité plus importante.

Dans notre série, la résection a été complète chez 70% des patients avec des récidives locales peu nombreuses (10%). Une résection limitée à type de corporectomie partielle ou totale, a été suffisante avec une morbidité spécifique acceptable (10%).

La résection monobloc est une alternative séduisante qui présente d'excellentes indications au prix d'une morbidité accrue.

7. Irradiation prophylactique cérébrale (IPC)

Le système nerveux central est un site commun de métastases chez les patients atteints de cancer bronchique à petites cellules (CBPC) ou non. Malgré les progrès de traitements combinés, les récidives cérébrales continuent d'être le lieu préférentiel des récidives et une cause majeure de morbi-mortalité chez les patients atteints de cancer broncho-pulmonaire. Une IPC s'est avérée efficace pour réduire l'incidence des métastases cérébrales chez les patients atteints de CBPC. Sur la base des résultats d'une méta-analyse montrant une légère amélioration de la survie globale, l'IPC est désormais un standard pour les patients atteints d'un stade limité de CBPC après une réponse complète ou quasi-complète au traitement initial. Concernant le CBPNPC, des études de phase II ont montré une diminution du taux de récidive cérébrale mais l'impact sur la survie est incertain. Une revue de la littérature Cochrane analysant les données de 951 patients ne recommandait pas l'usage de l'IPC en routine (148).

Les résultats d'une étude randomisée comparant IPC versus surveillance chez des patients atteints d'un CBPNPC de stade III ont paru en 2011. Les patients avaient été traités par chirurgie et/ou radiothérapie parfois associées à de la chimiothérapie. Il n'y avait pas de différence significative de survie globale (75.6% *et* 76.9% pour IPC versus observation, p=0,8) ni de survie sans récidive (56.4% *et* 51.2% pour IPC versus observation, p=0,1) à 1 an. Par contre le taux de récidive cérébrale était 2,5 fois moins important dans le bras IPC (149). Les auteurs se sont également penchés sur l'analyse des fonctions cognitives et sur la qualité de vie. Il n'y avait pas de différence significative dans la fonction cognitive globale (MMSE) ou la qualité de vie, mais il y avait une baisse significative de la mémoire à 1 an (150).

Chez les patients atteints de stade III sans progression de la maladie après traitement, l'IPC réduit le taux de métastase cérébrale mais n'améliore ni la survie globale ni la survie sans récidive, au prix d'une altération de la mémoire.

Les progrès du GammaKnife permettent d'envisager des chirurgies cérébrales électives et itératives.

8. Du diagnostic à la chirurgie…

Le délai entre le diagnostic et l'intervention est un facteur pronostique de survie prolongée. C'est le seul à résister à l'analyse multivariée. Il s'agit probablement d'un facteur confondant lié à l'induction. Il est nécessaire de coordonner les parcours de soins. L'ensemble des cliniciens, pneumologues, oncologues, radiothérapeutes, radiologues et chirurgiens doivent travailler de concert afin qu'un patient ayant un diagnostic de cancer puisse bénéficier dans les meilleurs délais d'un traitement d'induction, d'une réévaluation imagerie et, bien sûr de la chirurgie !

9. Traitements à venir

Les pistes pour améliorer la survie de ces patients se jouent essentiellement autour du traitement péri-opératoire. Développement de biomarqueurs à visée pronostique et pour identifier les patients qui ont une tumeur chimio-sensible : BRCA1, ERCC1, MSH2, mutation EGFR, K-Ras... Plusieurs essais sont en cours intégrant des thérapeutiques ciblées : essai Radiant, JBR-19, MAGE... Espérant obtenir de meilleures réponses à l'induction. Il existe des réflexions sur l'incrémentation des doses de radiothérapie, augmenter les doses augmente le contrôle local au prix d'une toxicité accrue : jusqu'où aller ? Pour quels bénéfices en termes de survie ?

10. Devenir des patients

Nous avons pu interroger les sept patients survivants (six enquêtes directes, un via le médecin traitant) (Annexe 4). Parmi eux, trois n'ont plus de douleurs suite à l'opération (3[1], 6[2] et 11[3] ans), ils se sentent bien. L'un[3] joue au tennis toutes les semaines l'autre[1] est parti vivre au soleil.

Les quatre autres patients ressentent des douleurs pariétales, avec pour trois d'entre eux, nécessité de prendre quotidiennement un traitement antalgique (palier 3 + neuroleptiques). Les délais depuis l'intervention sont de 2, 7, 10 et 11 ans. Les autres symptomes rapportés sont : faiblesse de topographie T1, hyposudation homolatérale, difficultés à la marche, troubles du sommeil. Trois patients ne sont plus en mesure d'avoir une activité quotidienne, même domestique.

Dans l'ensemble, ils ne déplorent pas de retentissement majeur sur leur humeur, leur goût de vivre et leurs relations avec les autres. Seuls deux patients présentent des états dépressifs majeurs depuis leur intervention. Un seul a poursuivi son tabagisme[2].

11. Limites de cette étude

Il s'agit d'une étude rétrospective monocentrique. La principale limite de cette étude est le faible effectif de notre série ce qui restreint la portée des résultats statistiques qui sont avant tout un éclairage de notre pratique.

En analyse univariée, seuls les facteurs pronostiques de survie globale ont été analysés. Un prochain travail s'attachera à étudier la survie sans récidive.

L'hétérogénéité des traitements d'induction rend leur retentissement difficile à apprécier, n'autorisant l'extrapolation des résultats qu'avec prudence.

CONCLUSION

CONCLUSION

Les tumeurs localement avancées sont diverses, elles ont un comportement biologique différent : le T4N0/N1 est une maladie localisée ; un envahissement N2 ou N3 est le signe d'une maladie loco-régionale. Il ne faut pas hésiter à étendre les indications chirurgicales si la résécabilité est possible. Ces tumeurs sont accessibles à une chirurgie radicale mais complexe.

De nouvelles pistes pour améliorer la survie de ces patients sont à rechercher vers les thérapeutiques ciblées et l'optimisation d'une prise en charge multidisciplinaire.

Dans notre expérience, les facteurs pronostiques majeurs sont la résection complète et l'absence d'envahissement ganglionnaire médiastinal. Cela souligne l'importance d'une évaluation préopératoire exhaustive. Moyennant une évaluation adaptée, les résultats sont satisfaisants.

La complexité technique et la relative rareté de ces présentations cliniques doivent conduire à réserver cette intervention à des centres spécialisés.

D'avantage d'études sont nécessaires, afin de confirmer ces premiers résultats.

LISTE DES FIGURES

Introduction

Figure 1 : Tumeur du sulcus supérieur : Envahissement des structures de l'orifice supérieur du thorax : plexus brachial, vaisseaux sous-clavier, côtes, vertèbres, p. 12.

Matériel & méthodes

Figure 1 : Thoracotomie postéro-latérale, incision verticale entre les processus épineux et le bord médial de la scapula, de la base du cou au bord inférieur de la scapula, p. 25.

Figure 2 : Exposition du grill costal par élévation de la scapula après section du muscle *serratus anterior* en avant et des muscles rhomboïdes en arrière, p. 25.

Figure 3 : Parietectomie en-bloc, bord inférieur, antérieur puis supérieur. Résection à la base des processus transverses. À chaque étage, ligature du paquet vasculo-nerveux, p. 26.

Figure 4 : Remplacement prothétique et plaque vissée antérieure, p. 28.

Résultats

Tableau 1 : Caractéristiques descriptives des 20 patients, p. 32-33.

Figure 1 : Âge et induction, p. 35.

Tableau 2 : Complications majeures, p. 36.

Figure 2 : Morbidité de la résection vasculaire, p. 37.

Tableau 3 : Modification des stades TNM, p 37.

Figure 3 : Répartition par stades pathologiques, p. 38.

Figure 4 : Relation entre la dose d'irradiation néoadjuvante et la taille tumorale postopératoire, p. 39.

Figure 5 : Survie globale des 20 patients, p. 40.

Figure 6 : Répartition anatomique des récidives, p. 40.

Figure 7 : Résection complète et survie globale, p. 41.

Figure 8 : Délai induction-chirurgie ≤ 4,5 mois et survie globale, p. 41.

Figure 9 : Réponse histologique à l'induction et survie globale, p. 41.

Tableau 4 : Facteurs pronostiques en analyse univariée, p. 42.

Discussion

Figure 1 : Orifice supérieur du thorax, p. 46.

Tableau 1 : Principaux résultats de la chirurgie ± traitement adjuvant dans les tumeurs du sulcus supérieur, p. 50.

Tableau 2 : Principaux résultats de la chirurgie ± traitement adjuvant dans les tumeurs T4 par envahissement vertébral, p. 52.

Figure 2: Configuration anatomique de l'artère d'Adamkiewicz, p. 59.

Figure 3 : Cervicotomie en forme de L le long du bord antérieur du SCM puis sous claviculaire, p. 63.

Figure 4 : Section du muscle scalène antérieur pour exposer et disséquer l'artère sous-clavière. Neurolyse. Les muscles pré-vertébraux sont réclinés pour exposer la chaîne sympathique et le ganglion stellaire, p. 64.

Figure 5 : Résection transmanubriale en coin supéro-externe et résection du cartilage de la 1ère côte, p. 65.

Figure 6 : Rétraction d'un lambeau ostéo-musculaire. Dissection le long du bord postérieur de la clavicule. Une fois les éléments veineux réclinés, dissection du plan artériel et contrôle des structures intra-thoraciques, p. 66.

Figure 7 : Désarticulation sterno-claviculaire, la clavicule est écartée vers le bas, p. 66.

Figure 8 : Localisation de l'ostéotomie, à travers la tête de la clavicule, p. 66.

Figure 9 : Voie antérieure de Masaoka, décrite initialement pour les tumeurs thymiques, p. 67.

Figure 10 : Exposition après avoir récliné vers le haut la paroi thoracique antérieure, p. 67.

Figure 11 : Abord médian postérieur prolongé par une thoracotomie postéro-latérale (décubitus ventral), p. 68.

Figure 12 : Vertébrectomie totale T1, T2, T3, remplacement prothétique par cage extensible et ostéosynthèse pédiculaire, p. 68.

Figure 13 : Types de résections vertébrales en-bloc en fonction de l'envahissement tumoral, p. 71.

ANNEXES

ANNEXE 1 : Incidence et mortalité estimées des cancers en France

Incidence et mortalité estimées des cancers (5 principales localisations) en France métropolitaine en 2011

Localisations	Incidence			Mortalité		
	Effectif*	Contribution*	Rang	Effectif	Contribution *	Rang
Prostate	71 000	19,4	1	8 700	5,9	4
Sein	53 000	14,6	2	11 500	7,8	3
Côlon-rectum	40 500	11,1	3	17 500	11,9	2
Poumon	39 500	10,8	4	29 100	19,7	1
Lymphome malin non hodgkinien	11 700	3,2	5	3 670	8,0	8
Tous cancers	365 500	100,0	-	147 500	100,0	-

Avec environ 71 000 nouveaux cas estimés en 2011, le cancer de la prostate est le plus fréquent, devant le cancer du sein (53 000 nouveaux estimés cas), le cancer colorectal (40 500 nouveaux cas estimés) et le cancer du poumon (39 500 nouveaux cas estimés).

Le cancer à l'origine du plus grand nombre de décès annuel est le cancer du poumon (29 100) devant le cancer colorectal (17 500 décès), le cancer du sein (11 500 décès) et celui de la prostate (8 700) décès.

Incidence estimée des cancers en France métropolitaine selon le sexe en 2011

Localisations	Homme			Femme		
	Effectif*	Contribution*	Rang	Effectif	Contribution*	Rang
Prostate	71 000	34,3	1	-	-	-
Poumon	27 500	13,3	2	12 000	7,6	3
Côlon rectum	21 500	10,4	3	19 000	12,0	2
Vessie	9 100	4,4	4	1 880	1,2	16
Lèvre, cavité orale, pharynx	7 600	3,7	5	3 100	2,0	11
Sein	-	-	-	53 000	33,4	1
Lymphome malin non hodgkinien	6 400	3,1	7	5 300	3,3	5
Corps de l'utérus	-	-	-	6800	4,3	4
Tous cancers	207 000	100,0	-	158 500	100,0	-

Chez la femme, les trois cancers les plus fréquents sont : le cancer du sein (53 000 cas nouveaux cas estimés), le cancer colorectal (19 000 cas estimés) et le cancer du poumon (12 000 cas estimés).

Chez l'homme, les trois cancers les plus fréquents sont : le cancer de la prostate (71 000 nouveaux cas estimés), le cancer du poumon (27 500 cas) et le cancer colorectal (21 500 cas).

* Effectifs non arrondis,

* Contribution à l'ensemble des cancers (en %)

Source : Francim/Hospices civils de Lyon/INCa/Inserm/InVs 2011, Traitement : INCa 2011

ANNEXE 2 : Biais & dépistage

Biais du temps de devancement (Lead time bias)

Pour être efficace, un dépistage doit entraîner une réduction de la mortalité. De fait, tous les dépistages entraînent un temps de devancement mais les personnes diagnostiquées précocement ne vivront pas forcément plus longtemps que celles diagnostiquées tardivement.

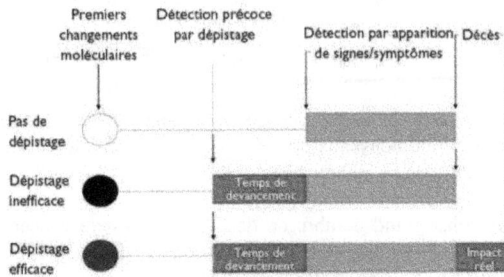

Temps de devancement (151).

Biais de sélection pronostique (Length-time bias)

Le dépistage détecte préférentiellement les lésions présentant une longue phase préclinique, c'est-à-dire évoluant lentement, moins agressives et avec un meilleur pronostic.

Biais de surdiagnostic (Overdiagnosis)

Certaines lésions diagnostiquées dans le cadre d'un dépistage ne se seraient jamais manifestées cliniquement en l'absence de dépistage parce qu'elles n'évoluent que très lentement, voire pas du tout. Un certain nombre d'individus sont donc inutilement traités parce qu'on a diagnostiqué une lésion non évolutive.

ANNEXE 3 : Classification TNM (37)

<u>T – Tumeur</u>

T1 : se subdivise en T1a, tumeur de 2 cm ou moins dans sa plus grande dimension et T1b, tumeur de plus de 2 mais moins de 3cm dans sa plus grande dimension.

T2 : tumeur de plus de 3cm mais moins de 7cm **ou** ayant une des caractéristiques suivantes : envahissement de la bronche souche principale à plus de 2 cm de la carène, de la plèvre viscérale ou tumeur associée à une atélectasie lobaire.

T3 : tumeur de plus de 7cm **ou** tumeur envahissant la paroi (y compris le sulcus supérieur), le diaphragme, le nerf phrénique, la plèvre médiastinale, pariétale, le péricarde **ou** tumeur de la bronche souche principale à moins de 2 cm de la carène sans envahir celle-ci **ou** tumeur associée à une atélectasie du poumon tout entier **ou** existence de plusieurs nodules dans le même lobe.

T4 : tumeur quelque soit la taille envahissant le médiastin, le cœur, les gros vaisseaux (aorte, veine cave supérieure, veine cave inférieure, tronc de l'artère pulmonaire) la trachée, le nerf récurrent, l'œsophage, le corps vertébral, ou la carène. Existence de plusieurs nodules dans des lobes homolatéraux.

<u>N – Envahissement ganglionnaire loco-régional</u>

N0 : pas de métastase ganglionnaire

N1 : métastases dans les ganglions lymphatiques péribronchiques ou hilaires ou intra-parenchymateux.

N2 : métastases ganglionnaires médiastinales homolatérales

N3 : métastases ganglionnaires controlatérales ou supraclaviculaires.

<u>M – Métastases à distance</u>

M0 : pas de métastase à distance

M1a : nodule controlatéral, métastases pleurales / péricardiques, épanchement néoplasique.

M1b : métastases à distance

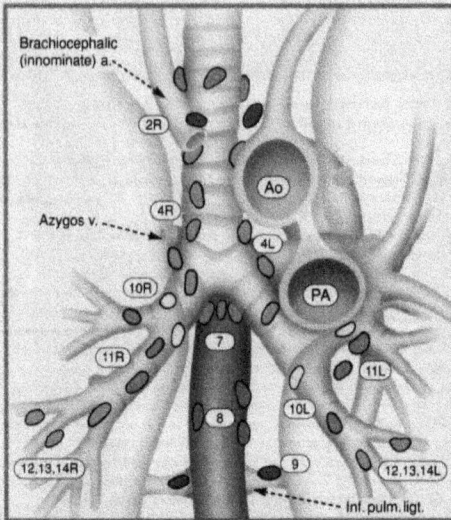
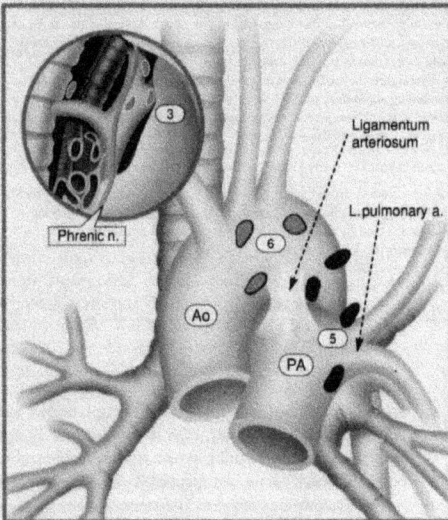

Superior Mediastinal Nodes

- **1** Highest Mediastinal
- **2** Upper Paratracheal
- **3** Pre-vascular and Retrotracheal
- **4** Lower Paratracheal (including Azygos Nodes)

N_2 = single digit, ipsilateral
N_3 = single digit, contralateral or supraclavicular

Aortic Nodes

- **5** Subaortic (A-P window)
- **6** Para-aortic (ascending aorta or phrenic)

Inferior Mediastinal Nodes

- **7** Subcarinal
- **8** Paraesophageal (below carina)
- **9** Pulmonary Ligament

N_1 Nodes

- **10** Hilar
- **11** Interlobar
- **12** Lobar
- **13** Segmental
- **14** Subsegmental

(Mountain/Dresler modifications from Naruke/ATS-LCSG Map)

© 1997 Reprints are permissible for educational use only

Figure 4 : Cartographie ganglionnaire(152)

Pour le stade pT4, l'IASLC a analysé 571 T4 dont 224 T4 N0, 118 T4 N1, 217 T4 N2 et 12 T4 N3.

Répartition par stade selon le statut TNM, 7ème classification :

	N0	N1	N2	N3
T1	IA	IIA	IIIA	IIIB
T2	IB	IIA	IIIA	IIIB
T2B	IIA	IIB	IIIA	IIIB
T3	IIB	IIIA	IIIA	IIIB
T4	IIIA	IIIA	IIIB	IIIB
M	IV	IV	IV	IV

Les survies actuarielles en fonction du stade pathologique sont représentées ci-dessous :

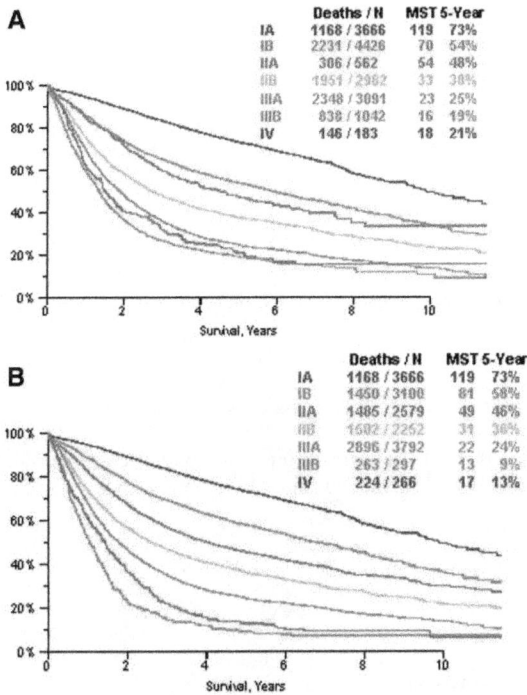

A

	Deaths / N	MST	5-Year
IA	1168 / 3666	119	73%
IB	2231 / 4426	70	54%
IIA	306 / 562	64	48%
IIB	1951 / 2982	33	38%
IIIA	2348 / 3091	23	25%
IIIB	838 / 1042	16	19%
IV	146 / 183	18	21%

B

	Deaths / N	MST	5-Year
IA	1168 / 3666	119	73%
IB	1450 / 3100	81	58%
IIA	1485 / 2579	49	46%
IIB	1602 / 2252	31	38%
IIIA	2896 / 3792	22	24%
IIIB	263 / 297	13	9%
IV	224 / 266	17	13%

Survie globale, exprimée par la survie médiane, (MST median survivaltime) et la survie à 5 ans (5-year survival), par stade pathologique, suivant la 6ème édition TNM (A) et proposée par l'IASLC (B) (37)

ANNEXE 4 : Questionnaire douleur et qualité de vie

- Intervention : ....
- Date : .../.../20...

    1. Avez-vous encore des douleurs suite à votre opération ?

☐ oui,

☐ non,

    2. Si oui, ces douleurs sont-elles à l'endroit de l'opération, de la cicatrice ?

☐ oui
☐ non

    3. Faiblesse dans la main (4ème et 5ème doigt)?

- ☐ oui

- ☐ non

    4. Dans le dos, difficulté de posture ?

☐ oui
☐ non

    5. Avez-vous pris ou prenez-vous un traitement pour votre douleur ?

        a. Si oui, de quel type ? : ....

    6. Évaluation de votre douleur : Echelle Numérique (EN)

    Attribuez la note de 0 à 10 qui décrit le mieux l'importance de votre douleur. La note 0 correspond à l'absence de douleur. La note 10 correspond à la « douleur maximale imaginable ».

Echelle à remplir au repos :

0	1	2	3	4	5	6	7	8	9	10

Pas de
douleur

Douleur
maximale

Lorsque vous bougez ou vous toussez :

0	1	2	3	4	5	6	7	8	9	10

Pas de
douleur

Douleur
maximale

7. La douleur présente-t-elle une ou plusieurs des caractéristiques suivantes ?

	Oui	Non
1- Brûlure	☐	☐
2- Sensation de froid douloureux	☐	☐
3- Décharges électriques	☐	☐
4- Fourmillements	☐	☐
5- Picotements	☐	☐
6- Engourdissement	☐	☐
7- Démangeaisons	☐	☐

8. Attribuez le chiffre qui décrit le mieux comment, la semaine dernière, la douleur a gêné votre :

Ne gêne pas   0   1   2   3   4   5   6   7   8   9   10   Gêne complètement

A) Activité générale

B) Humeur

C) Capacité à marcher

D) Travail habituel (y compris à l'extérieur de la maison et les travaux domestiques)

E) Relations avec les autres

F) Sommeil

G) Goût de vivre

Merci pour votre participation

BIBLIOGRAPHIE

BIBLIOGRAPHIE

1. INCa. Survie attendue des patients atteints de cancers en France : états des lieux. 2010.

2. EUROCARE 4 cohorte 2000-2002 : The EUROCARE-4 database on cancer survival in Europe : long-term survival expectations of cancer patients in Europe in 2000-2002.

3. Horner M et coll. SEER Cancer Statistics Review, 1975-2006, National Cancer Institute. Bethesda, MD, http://seer.cancer.gov/csr/1975_2006/, based on November 2008 SEER data submission, posted to the SEER web site, 2009.

4. Étude PETRI (Prévention et Épidémiologie des Tumeurs en Région Île-de-France). Survie à 5 ans des cancers incidents en Ile-de-France, cohorte 1994-1999. 2004 : 73 p.

5. Maeda R, Yoshida J, Ishii G, Aokage K, Hishida T, Nishimura M, et al. Long-Term Outcome and Late Recurrence in Patients with Completely Resected Stage IA Non-small Cell Lung Cancer. Journal of Thoracic Oncology. 2010 août;5(8):1246-50.

6. Grunenwald DH, André F, Le Péchoux C, Girard P, Lamer C, Laplanche A, et al. Benefit of surgery after chemoradiotherapy in stage IIIB (T4 and/or N3) non-small cell lung cancer. J. Thorac. Cardiovasc. Surg. 2001 oct;122(4):796-802.

7. Albain KS, Rusch VW, Crowley JJ, Rice TW, Turrisi AT 3rd, Weick JK, et al. Concurrent cisplatin/etoposide plus chest radiotherapy followed by surgery for stages IIIA (N2) and IIIB non-small-cell lung cancer: mature results of Southwest Oncology Group phase II study 8805. J. Clin. Oncol. 1995 août;13(8):1880-92.

8. Dictionnaire historique de la langue française. Dictionnaire LE ROBERT; 1992.

9. Le Petit Robert. Dictionnaire alphabétique et analogique de la langue française. LE ROBERT; 1982.

10. Francim/Hospices civils de Lyon/INCa/Inserm/InVs 2011. Epidémiologie du cancer du poumon en France métropolitaine - Incidence et mortalité [Internet]. INCa 2011.

11. Launoy G. Épidémiologie des cancers broncho-pulmonaires en France. Facteurs sociologiques et professionnels. Revue des Maladies Respiratoires Actualités. 2010 sept;2(3):145-9.

12. Grosclaude P, Bossard N, Remontet L, Estève J. Survie des patients atteints de cancer en France: étude des registres du réseau FRANCIM. Springer; p. 1-406.

13. Peto R. Influence of dose and duration of smoking on lung cancer rates. IARC Sci. Publ. 1986;(74):23-33.

14. Büchner FL, Bueno-de-Mesquita HB, Ros MM, Overvad K, Dahm CC, Hansen L, et al. Variety in Fruit and Vegetable Consumption and the Risk of Lung Cancer in the European Prospective Investigation into Cancer and Nutrition. Cancer Epidemiol Biomarkers Prev. 2010 janv 9;19(9):2278-86.

15. Boffetta P, Autier P, Boniol M, Boyle P, Hill C, Aurengo A, et al. An estimate of cancers attributable to occupational exposures in France. J. Occup. Environ. Med. 2010 avr;52(4):399-406.

16. Olsson AC, Fevotte J, Fletcher T, Cassidy A, 't Mannetje A, Zaridze D, et al. Occupational exposure to polycyclic aromatic hydrocarbons and lung cancer risk: a multicenter study in Europe. Occup Environ Med. 2010 févr;67(2):98-103.

17. Amabile J-C, Leuraud K, Vacquier B, Caër-Lorho S, Acker A, Laurier D. Multifactorial study of the risk of lung cancer among French uranium miners: radon, smoking and silicosis. Health Phys. 2009 déc;97(6):613-21.

18. Vineis P, Forastiere F, Hoek G, Lipsett M. Outdoor air pollution and lung cancer: recent epidemiologic evidence. Int. J. Cancer. 2004 sept 20;111(5):647-52.

19. Dockery DW, Pope CA 3rd, Xu X, Spengler JD, Ware JH, Fay ME, et al. An association between air pollution and mortality in six U.S. cities. N. Engl. J. Med. 1993 déc 9;329(24):1753-9.

20. Menvielle G, Boshuizen H, Kunst AE, Vineis P, Dalton SO, Bergmann MM, et al. Occupational exposures contribute to educational inequalities in lung cancer incidence among men: Evidence from the EPIC prospective cohort study. Int. J. Cancer. 2010 avr 15;126(8):1928-35.

21. Hemminki K, Zhang H, Czene K. Socioeconomic factors in cancer in Sweden. Int. J. Cancer. 2003 juill 10;105(5):692-700.

22. Berglund A, Holmberg L, Tishelman C, Wagenius G, Eaker S, Lambe M. Social inequalities in non-small cell lung cancer management and survival: a population-based study in central Sweden. Thorax. 2010 janv 4;65(4):327-33.

23. Diagnostic, traitement et pronostic des cancers bronchiques dans le département de la Manche (1997-1999) en fonction du statut socio-économique des malades.

24. Pozet A, Westeel V, Berion P, Danzon A, Debieuvre D, Breton J-L, et al. Rurality and survival differences in lung cancer: A large population-based multivariate analysis. Lung Cancer. 2008 mars;59(3):291-300.

25. Fontana RS, Sanderson DR, Taylor WF, Woolner LB, Miller WE, Muhm JR, et al. Early lung cancer detection: results of the initial (prevalence) radiologic and cytologic screening in the Mayo Clinic study. Am. Rev. Respir. Dis. 1984 oct;130(4):561-5.

26. Patz EF. Lung Cancer Screening, Overdiagnosis Bias, and Reevaluation of the Mayo Lung Project. JNCI J Natl Cancer Inst. 2006 juill 6;98(11):724-5.

27. The National Lung Screening Trial Research Team. Reduced Lung-Cancer Mortality with Low-Dose Computed Tomographic Screening. New England Journal of Medicine. 2011 août 4;365(5):395-409.

28. Van den Bergh KAM, Essink-Bot M-L, Bunge EM, Scholten ET, Prokop M, van Iersel CA, et al. Impact of computed tomography screening for lung cancer on participants in a randomized controlled trial (NELSON trial). Cancer. 2008;113(2):396-404.

29. Baldwin DR, Duffy SW, Wald NJ, Page R, Hansell DM, Field JK. UK Lung Screen (UKLS) nodule management protocol: modelling of a single screen randomised controlled trial of low-dose CT screening for lung cancer. Thorax. 2011 janv 4;66(4):308-13.

30. Denoix P. Enquête permanent dans les centres anticancereux. 1946;70-5.

31.   http://www.uicc.org/about-uicc/constitution.

32.   UICC. TNM Classification of Malignant Tumours. 1st. Geneva. 1968.

33.   Mountain CF, Carr DT, Anderson WA. A system for the clinical staging of lung cancer. Am J Roentgenol Radium Ther Nucl Med. 1974 janv;120(1):130-8.

34.   Naruke T, Suemasu K, Ishikawa S. Lymph node mapping and curability at various levels of metastasis in resected lung cancer. J. Thorac. Cardiovasc. Surg. 1978 déc;76(6):832-9.

35.   Mountain CF. A New International Staging System for Lung Cancer. Chest. 1986 avr 1;89(4 Supplement):225S-233S.

36.   Rami-Porta R, Ball D, Crowley J, Giroux DJ, Jett J, Travis WD, et al. The IASLC Lung Cancer Staging Project: proposals for the revision of the T descriptors in the forthcoming (seventh) edition of the TNM classification for lung cancer. Journal of Thoracic Oncology. 2007;2(7):593.

37.   Goldstraw P, Crowley J, Chansky K, Giroux DJ, Groome PA, Rami-Porta R, et al. The IASLC Lung Cancer Staging Project: Proposals for the Revision of the TNM Stage Groupings in the Forthcoming (Seventh) Edition of the TNM Classification of Malignant Tumours. Journal of Thoracic Oncology. 2007 août;2(8):706-14.

38.   Rusch VW, Asamura H, Watanabe H, Giroux DJ, Rami-Porta R, Goldstraw P, et al. The IASLC lung cancer staging project: a proposal for a new international lymph node map in the forthcoming seventh edition of the TNM classification for lung cancer. Journal of Thoracic Oncology. 2009;4(5):568.

39.   Thomas-de-Montpréville V, Chapelier A, Fadel E, Mussot S, Dulmet E, Dartevelle P. Chest wall resection for invasive lung carcinoma, soft tissue sarcoma, and other types of malignancy. Pathologic aspects in a series of 107 patients. Ann Diagn Pathol. 2004 août;8(4):198-206.

40.   : e-mémoires de l'Académie Nationale de Chirurgie. 2007;6 (1); 27-28.

41.   Doddoli C, D'Journo B, Pimpec-Barthes FL, Dujon A, Foucault C, Thomas P, et al. Lung Cancer Invading the Chest Wall: A Plea for En-Bloc Resection but the Need for New Treatment Strategies. The Annals of Thoracic Surgery. 2005 déc;80(6):2032-40.

42.   Shaw RR, Paulson DL, Kee JL. Treatment of Superior Sulcus Tumor by Irradiation Followed by Resection. Ann Surg. 1961 juill;154(1):29-40.

43.   Graham ANJ, Chan KJM, Pastorino U, Goldstraw P. Systematic nodal dissection in the intrathoracic staging of patients with non–small cell lung cancer. The Journal of Thoracic and Cardiovascular Surgery. 1999 févr;117(2):246-51.

44.   Farjah F, Wood DE, Varghese Jr TK, Symons RG, Flum DR. Trends in the Operative Management and Outcomes of T4 Lung Cancer. The Annals of Thoracic Surgery. 2008 août;86(2):368-74.

45.   Yıldızeli B, Dartevelle PG, Fadel E, Mussot S, Chapelier A. Results of Primary Surgery With T4 Non–Small Cell Lung Cancer During a 25-Year Period in a Single Center: The Benefit is Worth the Risk. The Annals of Thoracic Surgery. 2008 oct;86(4):1065-75.

46.   Hare ES. Tumor involving certain nerves. London Medical Gazette. 2nd series. 1838 39;1: 16-18.

47.   Pancoast HK. Importance of careful roentgen-ray investigation of apical chest tumors. Journal of the American Medical Association. 1924;(83):1407.

48.   Pancoast HK. Superior pulmonary sulcus tumor characterized by pain, Horner's syndrome, destruction of bone and atrophy of hand muscles. JAMA. 1932 oct 22;99(17):1391-6.

49.   Tobias JW. Sindrome ápico-costo-vertebral doloroso por tumor apexiano. Su valor diagnóstico en el cáncer primitivo pulmonare. Revista medica Latino-americana, Buenos Aires. 1932;(17):1522-57.

50.   Herbut PA, Watson JS. Tumor of the thoracic inlet producing the Pancoast syndrome; a report of 17 cases and a review of the literature. Arch Pathol (Chic). 1946 juill;42:88-103.

51.   Haas LL, Harvey RA, Langer SS. Radiation management of otherwise hopeless thoracic neoplasms. J Am Med Assoc. 1954 janv 23;154(4):323-6.

52.   Chardack WM, McCallum JD. Pancoast tumor; five-year survival without recurrence or metastases following radical resection and postoperative irradiation. J Thorac Surg. 1956 mai;31(5):535-42.

53.   Anderson TM, Moy PM, Holmes EC. Factors affecting survival in superior sulcus tumors. J. Clin. Oncol. 1986 nov;4(11):1598-603.

54.   Beyer DC, Weisenburger T. Superior sulcus tumors. Am. J. Clin. Oncol. 1986 avr;9(2):156-61.

55.   Komaki R, Mountain CF, Holbert JM, Garden AS, Shallenberger R, Cox JD, et al. Superior sulcus tumors: treatment selection and results for 85 patients without metastasis (Mo) at presentation. Int. J. Radiat. Oncol. Biol. Phys. 1990 juill;19(1):31-6.

56.   Van Houtte P, MacLennan I, Poulter C, Rubin P. External radiation in the management of superior sulcus tumor. Cancer. 1984 juill 15;54(2):223-7.

57.   Herbert SH, Curran WJ Jr, Stafford PM, Rosenthal SA, McKenna WG, Hughes EN. Comparison of outcome between clinically staged, unresected superior sulcus tumors and other stage III non-small cell lung carcinomas treated with radiation therapy alone. Cancer. 1992 janv 15;69(2):363-9.

58.   Anderson CS, Curran WJ. Combined modality therapy for stage III non-small-cell lung cancer. Semin Radiat Oncol. 2010 juill;20(3):186-91.

59.   Wright CD, Moncure AC, Shepard JA, Wilkins EW Jr, Mathisen DJ, Grillo HC. Superior sulcus lung tumors. Results of combined treatment (irradiation and radical resection). J. Thorac. Cardiovasc. Surg. 1987 juill;94(1):69-74.

60.   Yamashita J, Matsuo A, Kurusu Y, Saishoji T, Hayashi N, Ogawa M. Preoperative evidence of circulating tumor cells by means of reverse transcriptase-polymerase chain reaction for carcinoembryonic antigen messenger RNA is an independent predictor of survival in non-small cell lung cancer: a prospective study. J. Thorac. Cardiovasc. Surg. 2002 août;124(2):299-305.

61.   Komaki R, Roh J, Cox JD, Lopes da Conceicao A. Superior sulcus tumors: results of irradiation of 36 patients. Cancer. 1981 oct 1;48(7):1563-8.

62.   Shahian DM, Neptune WB, Ellis FH Jr. Pancoast tumors: improved survival with preoperative and postoperative radiotherapy. Ann. Thorac. Surg. 1987 janv;43(1):32-8.

63.   Dartevelle PG, Chapelier AR, Macchiarini P, Lenot B, Cerrina J, Ladurie FL, et al. Anterior transcervical-thoracic approach for radical resection of lung tumors invading the thoracic inlet. J. Thorac. Cardiovasc. Surg. 1993 juin;105(6):1025-34.

64.   Cormier J. Voie d'abord : abord de l'artère sous-clavière. Tome V Paris: Masson (1970). 108-140. Nouveau traité de technique chirurgicale. Paris: Masson; 1970. p. 108-40.

65.   McGoon DC. Transcervical Technic for Removal of Specimen from Superior Sulcus Tumor for Pathologic Study. Ann Surg. 1964 mars;159(3):407-10.

66.   Dart CH, Braitman HE, Larlarb S. Supraclavicular Thoracotomy for Diagnosis of Apical Lung and Superior Mediastinal Lesions. The Annals of Thoracic Surgery. 1979 janv 7;28(1):90.

67.   Roos DB. The place for scalenectomy and first-rib resection in thoracic outlet syndrome. Surgery. 1982 déc;92(6):1077-85.

68.   Grunenwald D, Mazel C, Girard P, Berthiot G, Dromer C, Baldeyrou P. Total vertebrectomy for en bloc resection of lung cancer invading the spine. The Annals of Thoracic Surgery. 1996 févr;61(2):723-6.

69.   Grunenwald M, Spaggiari M. Transmanubrial Osteomuscular Sparing Approach for Apical Chest Tumors. The Annals of Thoracic Surgery. 1997 févr;63(2):563-6.

70.   Le Chevalier T, Arriagada R, Quoix E, Ruffie P, Martin M, Tarayre M, et al. Radiotherapy alone versus combined chemotherapy and radiotherapy in nonresectable non-small-cell lung cancer: first analysis of a randomized trial in 353 patients. J. Natl. Cancer Inst. 1991 mars 20;83(6):417-23.

71.   Albain KS. Induction therapy followed by definitive local control for stage III non-small-cell lung cancer. A review, with a focus on recent trimodality trials. Chest. 1993 janv;103(1 Suppl):43S-50S.

72.   Rusch VW, Giroux DJ, Kraut MJ, Crowley J, Hazuka M, Johnson D, et al. Induction chemoradiation and surgical resection for non-small cell lung carcinomas of the superior sulcus: Initial results of Southwest Oncology Group Trial 9416 (Intergroup Trial 0160). J. Thorac. Cardiovasc. Surg. 2001 mars;121(3):472-83.

73.   Kunitoh H, Kato H, Tsuboi M, Shibata T, Asamura H, Ichinose Y, et al. Phase II trial of preoperative chemoradiotherapy followed by surgical resection in patients with superior sulcus non-small-cell lung cancers: report of Japan Clinical Oncology Group trial 9806. J. Clin. Oncol. 2008 févr 1;26(4):644-9.

74.   Fischer S, Darling G, Pierre AF, Sun A, Leighl N, Waddell TK, et al. Induction chemoradiation therapy followed by surgical resection for non-small cell lung cancer (NSCLC) invading the thoracic inlet. Eur J Cardiothorac Surg. 2008 juin;33(6):1129-34.

75.   Shien K, Toyooka S, Kiura K, Matsuo K, Soh J, Yamane M, et al. Induction chemoradiotherapy followed by surgical resection for clinical t3 or t4 locally advanced non-small cell lung cancer. Ann. Surg. Oncol. 2012 août;19(8):2685-92.

76.   Paulson DL. Technical considerations in stage III disease: the « superior sulcus » lesion. In: Delarue NC, Eschapasse H, eds. International Trends in General Thoracic Surgery. Philadelphia: W.B. Saunders; 1985.

77.   Devine JW, Mendenhall WM, Million RR, Carmichael MJ. Carcinoma of the superior pulmonary sulcus treated with surgery and/or radiation therapy. Cancer. 1986 mars 1;57(5):941-3.

78.   Maggi G, Casadio C, Pischedda F, Giobbe R, Cianci R, Ruffini E, et al. Combined radiosurgical treatment of Pancoast tumor. Ann. Thorac. Surg. 1994 janv;57(1):198-202.

79.   Ginsberg RJ, Martini N, Zaman M, Armstrong JG, Bains MS, Burt ME, et al. Influence of surgical resection and brachytherapy in the management of superior sulcus tumor. Ann. Thorac. Surg. 1994 juin;57(6):1440-5.

80.   Dartevelle PG. Herbert Sloan Lecture. Extended operations for the treatment of lung cancer. Ann. Thorac. Surg. 1997 janv;63(1):12-9.

81.   Rusch VW, Parekh KR, Leon L, Venkatraman E, Bains MS, Downey RJ, et al. Factors determining outcome after surgical resection of T3 and T4 lung cancers of the superior sulcus. The Journal of Thoracic and Cardiovascular Surgery. 2000 juin;119(6):1147-53.

82.   Wright CD, Menard MT, Wain JC, Donahue DM, Grillo HC, Lynch TJ, et al. Induction chemoradiation compared with induction radiation for lung cancer involving the superior sulcus. Ann. Thorac. Surg. 2002 mai;73(5):1541-4.

83.   Martinod E, D'Audiffret A, Thomas P, Wurtz AJ, Dahan M, Riquet M, et al. Management of superior sulcus tumors: experience with 139 cases treated by surgical resection. The Annals of Thoracic Surgery. 2002 mai;73(5):1534-9.

84.   Alifano M, D'Aiuto M, Magdeleinat P, Poupardin E, Chafik A, Strano S, et al. Surgical treatment of superior sulcus tumors: results and prognostic factors. Chest. 2003 sept;124(3):996-1003.

85.   Rusch VW, Giroux DJ, Kraut MJ, Crowley J, Hazuka M, Winton T, et al. Induction chemoradiation and surgical resection for superior sulcus non-small-cell lung carcinomas: long-term results of Southwest Oncology Group Trial 9416 (Intergroup Trial 0160). J. Clin. Oncol. 2007 janv 20;25(3):313-8.

86.   Fadel E, Missenard G, Court C, Mercier O, Mussot S, Fabre D, et al. Long-Term Outcomes of En Bloc Resection of Non-Small Cell Lung Cancer Invading the Thoracic Inlet and Spine. The Annals of Thoracic Surgery. 2011 sept;92(3):1024-30.

87.   Anraku M, Waddell TK, de Perrot M, Lewis SJ, Pierre AF, Darling GE, et al. Induction chemoradiotherapy facilitates radical resection of T4 non–small cell lung cancer invading the spine. The Journal of Thoracic and Cardiovascular Surgery. 2009 févr;137(2):441-447.e1.

88. Bolton WD, Rice DC, Goodyear A, Correa AM, Erasmus J, Hofstetter W, et al. Superior sulcus tumors with vertebral body involvement: A multimodality approach. The Journal of Thoracic and Cardiovascular Surgery. 2009 juin;137(6):1379-87.

89. DeMeester TR, Albertucci M, Dawson PJ, Montner SM. Management of tumor adherent to the vertebral column. J. Thorac. Cardiovasc. Surg. 1989 mars;97(3):373-8.

90. Grunenwald DH, Mazel C, Girard P, Veronesi G, Spaggiari L, Gossot D, et al. Radical en bloc resection for lung cancer invading the spine. The Journal of Thoracic and Cardiovascular Surgery. 2002 févr;123(2):271-9.

91. York JE, Walsh GL, Lang FF, Putnam JB, McCutcheon IE, Swisher SG, et al. Combined chest wall resection with vertebrectomy and spinal reconstruction for the treatment of Pancoast tumors. J. Neurosurg. 1999 juill;91(1 Suppl):74-80.

92. Gandhi S, Walsh GL, Komaki R, Gokaslan ZL, Nesbitt JC, Putnam Jr JB, et al. A multidisciplinary surgical approach to superior sulcus tumors with vertebral invasion. The Annals of Thoracic Surgery. 1999 nov;68(5):1778-84.

93. Bilsky MH, Vitaz TW, Boland PJ, Bains MS, Rajaraman V, Rusch VW. Surgical treatment of superior sulcus tumors with spinal and brachial plexus involvement. J. Neurosurg. 2002 oct;97(3 Suppl):301-9.

94. Yokomise H, Gotoh M, Okamoto T, Yamamoto Y, Ishikawa S, Liu D, et al. En bloc partial vertebrectomy for lung cancer invading the spine after induction chemoradiotherapy. Eur J Cardiothorac Surg. 2007 janv 5;31(5):788-90.

95. Chadeyras J-B, Mazel C, Grunenwald D. Résection vertébrale monobloc pour cancer pulmonaire : 12 ans d'expérience. Annales de Chirurgie. 2006 déc;131(10):616-22.

96. Fadel E, Missenard G, Chapelier A, Mussot S, Leroy-Ladurie F, Cerrina J, et al. En bloc resection of non-small cell lung cancer invading the thoracic inlet and intervertebral foramina. J. Thorac. Cardiovasc. Surg. 2002 avr;123(4):676-85.

97. Schirren J, Dönges T, Melzer M, Schönmayr R, Eberlein M, Bölükbas S. En bloc resection of non-small-cell lung cancer invading the spine. Eur J Cardiothorac Surg. 2011 janv 9;40(3):647-55.

98. Postoperative radiotherapy in non-small-cell lung cancer: systematic review and meta-analysis of individual patient data from nine randomised controlled trials. PORT Meta-analysis Trialists Group. Lancet. 1998 juill 25;352(9124):257-63.

99. IFCT-0503 Lung ART.

100. Chemotherapy in non-small cell lung cancer: a meta-analysis using updated data on individual patients from 52 randomised clinical trials. Non-small Cell Lung Cancer Collaborative Group. BMJ. 1995 oct 7;311(7010):899-909.

101. Aupérin A, Le Péchoux C, Rolland E, Curran WJ, Furuse K, Fournel P, et al. Meta-analysis of concomitant versus sequential radiochemotherapy in locally advanced non-small-cell lung cancer. J. Clin. Oncol. 2010 mai 1;28(13):2181-90.

102.   Albain KS, Crowley JJ, Turrisi AT 3rd, Gandara DR, Farrar WB, Clark JI, et al. Concurrent cisplatin, etoposide, and chest radiotherapy in pathologic stage IIIB non-small-cell lung cancer: a Southwest Oncology Group phase II study, SWOG 9019. J. Clin. Oncol. 2002 août 15;20(16):3454-60.

103.   SFCTCV. Chirurgie du cancer du poumon - SFCTCV – Recommandations– Texte intégral Décembre 2008.

104.   INCa. Recommandations professionnelles Cancer du poumon non à petites cellules. Formes localisées non opérables, localement avancées et métastatiques. Collection Recommandations & référentiels, INCa, Boulogne-Billancourt, septembre 2010.

105.   Brunelli A, Varela G, Berrisford R, Rocco G. Audit, quality control, and performance in thoracic surgery--a European perspective. Thorac Surg Clin. 2007 août;17(3):387-393, vii.

106.   Brunelli A. Editorial comment Clinical registries: a quantum of knowledge. Eur J Cardiothorac Surg. 2011 janv 6;39(6):987-8.

107.   Musset D, Grenier P, Carette MF, Frija G, Hauuy MP, Desbleds MT, et al. Primary lung cancer staging: prospective comparative study of MR imaging with CT. Radiology. 1986 sept;160(3):607-11.

108.   Bonomo L, Ciccotosto C, Guidotti A, Storto ML. Lung cancer staging: the role of computed tomography and magnetic resonance imaging. Eur J Radiol. 1996 août;23(1):35-45.

109.   Martini N, Heelan R, Westcott J, Bains MS, McCormack P, Caravelli J, et al. Comparative merits of conventional, computed tomographic, and magnetic resonance imaging in assessing mediastinal involvement in surgically confirmed lung carcinoma. J. Thorac. Cardiovasc. Surg. 1985 nov;90(5):639-48.

110.   Gould MK, Maclean CC, Kuschner WG, Rydzak CE, Owens DK. Accuracy of positron emission tomography for diagnosis of pulmonary nodules and mass lesions: a meta-analysis. JAMA. 2001 févr 21;285(7):914-24.

111.   Gambhir SS, Czernin J, Schwimmer J, Silverman DHS, Coleman RE, Phelps ME. A Tabulated Summary of the FDG PET Literature. J Nucl Med. 2001 janv 5;42(5 suppl):1S-93S.

112.   Lardinois D, Weder W, Hany TF, Kamel EM, Korom S, Seifert B, et al. Staging of non-small-cell lung cancer with integrated positron-emission tomography and computed tomography. N. Engl. J. Med. 2003 juin 19;348(25):2500-7.

113.   Vansteenkiste JF, Stroobants SG, De Leyn PR, Dupont PJ, Bogaert J, Maes A, et al. Lymph node staging in non-small-cell lung cancer with FDG-PET scan: a prospective study on 690 lymph node stations from 68 patients. J. Clin. Oncol. 1998 juin;16(6):2142-9.

114.   Pieterman RM, van Putten JW, Meuzelaar JJ, Mooyaart EL, Vaalburg W, Koëter GH, et al. Preoperative staging of non-small-cell lung cancer with positron-emission tomography. N. Engl. J. Med. 2000 juill 27;343(4):254-61.

115. Gould MK, Kuschner WG, Rydzak CE, Maclean CC, Demas AN, Shigemitsu H, et al. Test Performance of Positron Emission Tomography and Computed Tomography for Mediastinal Staging in Patients with Non–Small-Cell Lung CancerA Meta-Analysis. Ann Intern Med. 2003 déc 2;139(11):879-92.

116. Langen AJ de, Raijmakers P, Riphagen I, Paul MA, Hoekstra OS. The size of mediastinal lymph nodes and its relation with metastatic involvement: a meta-analysis. Eur J Cardiothorac Surg. 2006 janv 1;29(1):26-9.

117. Nomori H, Watanabe K, Ohtsuka T, Naruke T, Suemasu K, Uno K. The size of metastatic foci and lymph nodes yielding false-negative and false-positive lymph node staging with positron emission tomography in patients with lung cancer. J. Thorac. Cardiovasc. Surg. 2004 avr;127(4):1087-92.

118. Micames CG, McCrory DC, Pavey DA, Jowell PS, Gress FG. Endoscopic Ultrasound-Guided Fine-Needle Aspiration for Non-small Cell Lung Cancer Staging: A Systematic Review and Metaanalysis. Chest. 2007 févr 1;131(2):539-48.

119. Varela-Lema L, Fernández-Villar A, Ruano-Ravina A. Effectiveness and safety of endobronchial ultrasound–transbronchial needle aspiration: a systematic review. Eur Respir J. 2009 janv 5;33(5):1156-64.

120. Gu P, Zhao Y-Z, Jiang L-Y, Zhang W, Xin Y, Han B-H. Endobronchial ultrasound-guided transbronchial needle aspiration for staging of lung cancer: a systematic review and meta-analysis. Eur. J. Cancer. 2009 mai;45(8):1389-96.

121. Erasmus JJ, Patz EF, McAdams HP, Murray JG, Herndon J, Coleman RE, et al. Evaluation of adrenal masses in patients with bronchogenic carcinoma using 18F-fluorodeoxyglucose positron emission tomography. AJR. 1997 janv 5;168(5):1357-60.

122. Gontier E, Vaylet F, Bonardel G, Mantzarides M, Salles Y, Guigay J, et al. [18-FDG positon emission tomography and distal metastasis from lung cancer]. Rev Pneumol Clin. 2005 sept;61(4 Pt 1):248-57.

123. Kato S, Kawahara N, Tomita K, Murakami H, Demura S, Fujimaki Y. Effects on spinal cord blood flow and neurologic function secondary to interruption of bilateral segmental arteries which supply the artery of Adamkiewicz: an experimental study using a dog model. Spine. 2008 juin 15;33(14):1533-41.

124. Murakami H, Kawahara N, Tomita K, Demura S, Kato S, Yoshioka K. Does Interruption of the Artery of Adamkiewicz During Total En Bloc Spondylectomy Affect Neurologic Function? Spine. 2010 oct;35(22):E1187-E1192.

125. Arriagada R, Bergman B, Dunant A, Le Chevalier T, Pignon J-P, Vansteenkiste J. Cisplatin-based adjuvant chemotherapy in patients with completely resected non-small-cell lung cancer. N. Engl. J. Med. 2004 janv 22;350(4):351-60.

126. Douillard J-Y, Rosell R, De Lena M, Carpagnano F, Ramlau R, Gonzáles-Larriba JL, et al. Adjuvant vinorelbine plus cisplatin versus observation in patients with completely resected stage IB-IIIA non-small-cell lung cancer (Adjuvant Navelbine International Trialist Association [ANITA]): a randomised controlled trial. Lancet Oncol. 2006 sept;7(9):719-27.

127. Song W-A, Zhou N-K, Wang W, Chu X-Y, Liang C-Y, Tian X-D, et al. Survival benefit of neoadjuvant chemotherapy in non-small cell lung cancer: an updated meta-analysis of 13 randomized control trials. J Thorac Oncol. 2010 avr;5(4):510-6.

128. Rusch VW, Albain KS, Crowley JJ, Rice TW, Lonchyna V, McKenna R Jr, et al. Neoadjuvant therapy: a novel and effective treatment for stage IIIb non-small cell lung cancer. Southwest Oncology Group. Ann. Thorac. Surg. 1994 août;58(2):290-294; discussion 294-295.

129. Rendina EA, Venuta F, De Giacomo T, Ciccone AM, Ruvolo G, Coloni GF, et al. Induction chemotherapy for T4 centrally located non–small cell lung cancer. The Journal of Thoracic and Cardiovascular Surgery. 1999 févr;117(2):225-33.

130. Matsubara Y, Takeda S, Mashimo T. Risk stratification for lung cancer surgery: impact of induction therapy and extended resection. Chest. 2005 nov;128(5):3519-25.

131. Roberts JR, Eustis C, Devore R, Carbone D, Choy H, Johnson D. Induction chemotherapy increases perioperative complications in patients undergoing resection for non-small cell lung cancer. Ann. Thorac. Surg. 2001 sept;72(3):885-8.

132. Fowler WC, Langer CJ, Curran WJ Jr, Keller SM. Postoperative complications after combined neoadjuvant treatment of lung cancer. Ann. Thorac. Surg. 1993 avr;55(4):986-9.

133. d' Amato TA, Ashrafi AS, Schuchert MJ, Alshehab DSA, Seely AJE, Shamji FM, et al. Risk of pneumonectomy after induction therapy for locally advanced non-small cell lung cancer. Ann. Thorac. Surg. 2009 oct;88(4):1079-85.

134. Kim AW, Boffa DJ, Wang Z, Detterbeck FC. An analysis, systematic review, and meta-analysis of the perioperative mortality after neoadjuvant therapy and pneumonectomy for non–small cell lung cancer. The Journal of Thoracic and Cardiovascular Surgery. 2012 janv;143(1):55-63.

135. Ma S-H, Le H-B, Jia B, Wang Z-X, Xiao Z-W, Cheng X-L, et al. Peripheral pulmonary nodules: relationship between multi-slice spiral CT perfusion imaging and tumor angiogenesis and VEGF expression. BMC Cancer. 2008;8:186.

136. Nazari S. Transcervical approach (Dartevelle technique) for resection of lung tumors invading the thoracic inlet, sparing the clavicle. J. Thorac. Cardiovasc. Surg. 1996 août;112(2):558-60.

137. Marshall MB, Kucharczuk JC, Shrager JB, Kaiser LR. Anterior surgical approaches to the thoracic outlet. The Journal of Thoracic and Cardiovascular Surgery. 2006 juin;131(6):1255-60.

138. Masaoka A, Ito Y, Yasumitsu T. Anterior approach for tumor of the superior sulcus. J. Thorac. Cardiovasc. Surg. 1979 sept;78(3):413-5.

139. Nazzaro JM, Arbit E, Burt M. « Trap door » exposure of the cervicothoracic junction. Technical note. J. Neurosurg. 1994 févr;80(2):338-41.

140. Bains MS, Ginsberg RJ, Jones WG 2nd, McCormack PM, Rusch VW, Burt ME, et al. The clamshell incision: an improved approach to bilateral pulmonary and mediastinal tumor. Ann. Thorac. Surg. 1994 juill;58(1):30-32; discussion 33.

141.   Roy-Camille R, Saillant G, Bisserié M, Judet T, Hautefort E, Mamoudy P. [Total excision of thoracic vertebrae (author's transl)]. Rev Chir Orthop Reparatrice Appar Mot. 1981;67(3):421-30.

142.   Tomita K, Kawahara N, Baba H, Tsuchiya H, Fujita T, Toribatake Y. Total en bloc spondylectomy. A new surgical technique for primary malignant vertebral tumors. Spine. 1997 févr 1;22(3):324-33.

143.   Spaggiari L, Pastorino U. Transmanubrial approach with antero-lateral thoracotomy for apical chest tumor. The Annals of Thoracic Surgery. 1999 août;68(2):590-3.

144.   Dartevelle PG, Macchiarini P. Letter to the Editor : Reply. The Journal of Thoracic and Cardiovascular Surgery. 1996 août;112(2):559-60.

145.   de Perrot M, Rampersaud R. Anterior transclavicular approach to malignant tumors of the thoracic inlet: importance of the scapulothoracic articulation. J. Thorac. Cardiovasc. Surg. 2007 sept;134(3):801-3.

146.   Tomita K, Kawahara N, Baba H, Tsuchiya H, Nagata S, Toribatake Y. Total en bloc spondylectomy for solitary spinal metastases. Int Orthop. 1994 oct;18(5):291-8.

147.   Boriani S, Biagini R, De Iure F, Bertoni F, Malaguti MC, Di Fiore M, et al. En bloc resections of bone tumors of the thoracolumbar spine. A preliminary report on 29 patients. Spine. 1996 août 15;21(16):1927-31.

148.   Lester JF, MacBeth FR, Coles B. Prophylactic cranial irradiation for preventing brain metastases in patients undergoing radical treatment for non-small-cell lung cancer: a Cochrane Review. Int. J. Radiat. Oncol. Biol. Phys. 2005 nov 1;63(3):690-4.

149.   Gore EM, Bae K, Wong SJ, Sun A, Bonner JA, Schild SE, et al. Phase III Comparison of Prophylactic Cranial Irradiation Versus Observation in Patients With Locally Advanced Non–Small-Cell Lung Cancer: Primary Analysis of Radiation Therapy Oncology Group Study RTOG 0214. J Clin Oncol. 2011 janv 20;29(3):272-8.

150.   Sun A, Bae K, Gore EM, Movsas B, Wong SJ, Meyers CA, et al. Phase III Trial of Prophylactic Cranial Irradiation Compared With Observation in Patients With Locally Advanced Non–Small-Cell Lung Cancer: Neurocognitive and Quality-of-Life Analysis. J Clin Oncol. 2011 janv 20;29(3):279-86.

151.   Guessous I, Cornuz J, Gaspoz J-M, Paccaud F. [Screening: principles and methods]. Rev Med Suisse. 2010 juill 14;6(256):1390-4.

152.   Mountain CF. Revisions in the International System for Staging Lung Cancer. Chest. 1997 juin 1;111(6):1710-7.

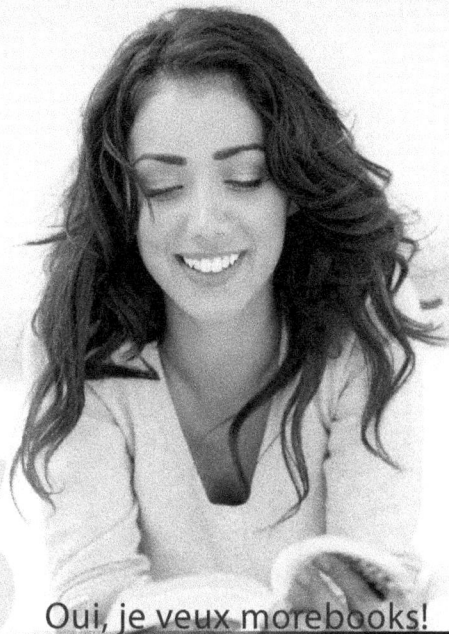